EL LOOK DE LAS ESTRELLAS

© 2011, Zest Book LLC.
Título original: *The Look Book. 50 Iconic Beauties and How to Achieve their Signature Styles*, por *Erika Stalder*.
© 2015. De esta edición, Editorial EDAF, S. L. U., por acuerdo con Zest Books, 35 Stillman Street, Suite 121, San Francisco, CA y A.C.E.R. Agencia Literaria, Amor de Dios, 1, 28014 Madrid.
© Diseño de la cubierta: Marta Elzaurdía López
© Fotografía de cubierta: Getty Images
© De la traducción: M.ª Carmen Escudero Millán

EDAF, S. L. U.
Jorge Juan, 68. 28009 Madrid
www.edaf.net
edaf@edaf.net

Algaba Ediciones, S.A. de C.V.
Calle 21, Poniente 3223, entre la 33 sur y la 35 sur
Colonia Belisario Domínguez
Puebla 72180, México
Teléfono: 52 22 22 11 13 87
edafmexicoclien@yahoo.com.mx

Edaf del Plata, S.A.
Chile, 2222
1227 - Buenos Aires (Argentina)
edafdelplata@edaf.net

Edaf Antillas/Forsa
Local 30, A-2
Zona Portuaria Puero Nuevo
San Juan PR00920
(787) 707-1792

Edaf Chile, S.A.
Coyancura, 2270 Oficina 914. Providencia
Santiago - Chile
edafchile@edaf.net

Marzo de 2015

ISBN: 978-84-414-3534-6
Depósito legal: M-5284-2015

IMPRESO EN ESPAÑA   PRINTED IN SPAIN

COFÁS

EL LOOK DE LAS ESTRELLAS

50 ICONOS DE BELLEZA Y CÓMO CONSEGUIR EL ESTILO QUE LAS HIZO FAMOSAS

Erika Stalder

Traducción: M.ª Carmen Escudero

edaf

www.edaf.net

MADRID - MÉXICO - BUENOS AIRES - SAN JUAN - SANTIAGO
2015

INTRODUCCIÓN

Es habitual que admiremos el rostro y el cabello perfectos de las celebridades, pero a menudo no conocemos las historias que se esconden tras esos famosos *looks*. Por ejemplo, Coco Chanel puso de moda la piel bronceada, pero esto no pudo ocurrir hasta después de la Revolución Industrial, cuando la piel pálida empezó a vincularse al trabajo en las fábricas y dejó de ser un signo de distinción. E Iman se convirtió en la reina de los fondos de maquillaje, porque nadie más en aquellos años fabricaba un maquillaje apropiado para mujeres con su tono de piel. ¿Y sabías que la decisión del director de cine Roman Polanski de cortar la espléndida melena rubia de Mia Farrow acabaría convirtiéndose en todo un alegato feminista? ¿O que el famoso cabello ondulado de Veronica Lake, conocido como *peek-a-boo*, no fue planeado, sino fruto de un descuido durante el rodaje de una película?

Los iconos de belleza y sus *looks* alcanzan la fama por una combinación de belleza natural y fuerza personal y por estar en el lugar adecuado en el momento adecuado y con los artistas de maquillaje, los directores de cine, los editores de revistas de moda, los publicistas y los admiradores adecuados. Con este libro conocerás a 50 de las mujeres que mayor influencia han ejercido en el mundo de la belleza, desde Marilyn Monroe hasta Twiggy, y sabrás algo más sobre su vida y sobre el modo en el que su imagen se hizo famosa. Y algo aún mejor, aprenderás a hacer tuyos cada uno de esos estilos tan característicos gracias a las sencillas instrucciones ofrecidas por dos

profesionales del maquillaje y la peluquería que trabajan
actualmente para las celebridades.

¿Te has preguntado alguna vez cómo es posible tener
tener un pelo tan liso como el de Naomi Campbell?
¿Sientes curiosidad por saber cómo logra Kate Winslet
maquillarse y parecer que no va maquillada? ¿Quieres
llevar los tatuajes de Kat Von D, pero sin tener que
tatuarte de verdad? *El look de las estrellas* te enseña todo
esto paso a paso.

Y no pienses que tienes que lucir esos estilos icónicos
exactamente como te los presentamos aquí. Muchas
de las mujeres de este libro fueron ellas mismas
grandes innovadoras en belleza, insatisfechas con las
técnicas y los estilos existentes en su época y deseosas
de crear algo totalmente nuevo. De modo que, una
vez que domines la técnica, comienza a experimentar.
Desarrolla tu propia versión de un *look* o combina
dos o tres *looks*. Con algunos conocimientos sobre la
historia de la estética y con las herramientas básicas
del oficio, puedes ser la creadora de otro gran estilo. Y,
si las estrellas te acompañan, es posible que incluso te
conviertas en un icono de belleza por derecho propio.

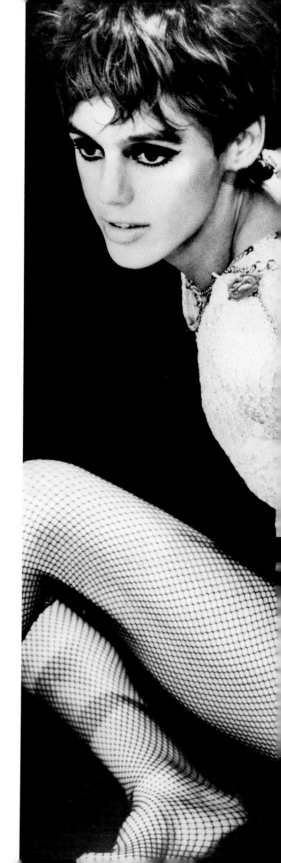

CONTENIDO

REVISA TUS

Ya sabemos que la mayoría de los maquillajes pueden aplicarse con uno o dos dedos. Pero cuando se trata de lucir unas mejillas con el toque perfecto de colorete y no parecer que te acaban de dar un puñetazo en la cara, el uso de las herramientas adecuadas marca la diferencia. Dado que existe una enorme variedad de brochas y pinceles de maquillaje especialmente diseñados para distintos fines, la identificación de cada tipo de pincel y el saber cuándo utilizar cada uno de ellos puede llegar a confundir hasta al más experto. He aquí un repaso de los tipos básicos de pinceles y brochas de maquillaje y de sus usos más habituales.

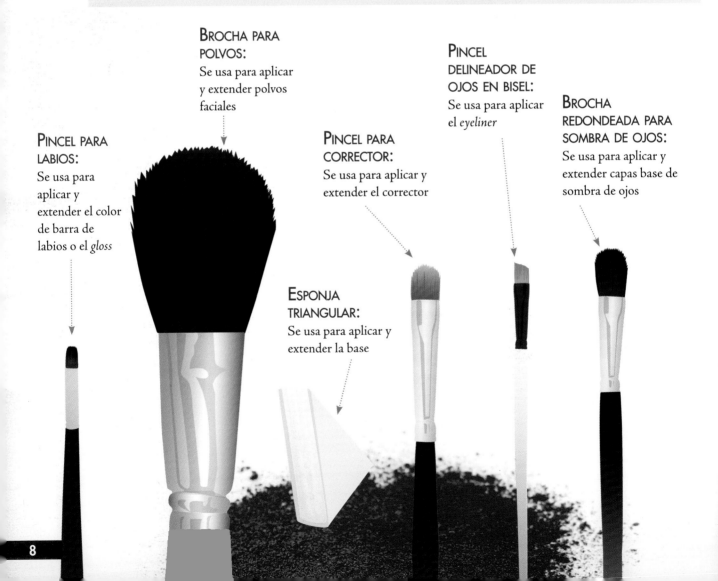

BROCHA PARA POLVOS:
Se usa para aplicar y extender polvos faciales

PINCEL DELINEADOR DE OJOS EN BISEL:
Se usa para aplicar el *eyeliner*

PINCEL PARA LABIOS:
Se usa para aplicar y extender el color de barra de labios o el *gloss*

PINCEL PARA CORRECTOR:
Se usa para aplicar y extender el corrector

BROCHA REDONDEADA PARA SOMBRA DE OJOS:
Se usa para aplicar y extender capas base de sombra de ojos

ESPONJA TRIANGULAR:
Se usa para aplicar y extender la base

PINCELES

Consejo de profesional

Después de utilizarlos, limpia tus pinceles con agua templada y un poco de champú o jabón neutro y deja que se sequen sobre una superficie plana. De esta manera alargarás la vida de tus pinceles y no arruinarás hoy tu look con un toque de maquillaje de ayer.

PINCEL PARA DIFUMINAR:
Se usa para aplicar capas secundarias de sombra de ojos y para extender el *eyeliner* y la sombra de ojos

PINCEL EN BISEL PARA CEJAS:
Se usa para aplicar sombra de ojos en las cejas

PINCEL PARA EL PLIEGUE:
Se usa para aplicar y extender la sombra de ojos sobre el pliegue

PINCEL DELINEADOR DE PUNTA FINA:
Se usa para aplicar *eyeliner* y colocar pestañas postizas y tatuajes

BROCHA PARA COLORETE:
Se usa para aplicar y extender el colorete sobre las mejillas

BROCHA EN BISEL PARA COLORETE:
Se usa para aplicar y extender el colorete, aportando definición

CEPILLO REDONDO:
Se usa para aplicar máscara y peinar las cejas

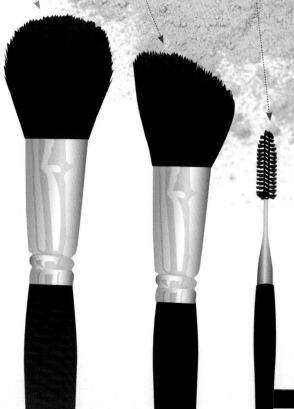

9

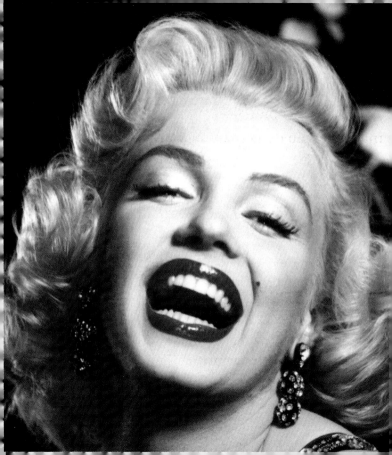

LABIOS

Cuando se trata de maquillaje, la barra de labios es el elemento que permite marcar estilo de la manera más sencilla y rápida. Fácil de usar y lista para aplicar, nos permite dar color al rostro con apenas unos sencillos toques. En cuestión de segundos, tus labios desnudos pueden pasar a lucir un rojo jugoso (Marilyn Monroe, pág. 22) o un dulce brillo (Christie Brinkley, pág. 26). Pero llevar color en los labios no siempre ha sido socialmente bien aceptado; de hecho, en sus orígenes, ¡la barra de labios era utilizada fundamentalmente por las prostitutas! Las mujeres famosas contribuyeron mucho a cambiar esta idea a principios del siglo xx, cuando estrellas de la gran pantalla como Sarah Bernhardt, Clara Bow (pág. 12) y Louise Brooks empezaron a aparecer en sus películas con los labios pintados de color carmesí. Hoy en día, iconos de belleza de todo tipo hacen de su boca el punto fuerte de su imagen. ¡Y tú también puedes hacerlo!

CLARA BOW (1905-1965)

En los años 20 las mujeres jóvenes de Estados Unidos acababan de conseguir el reconocimiento de su derecho a votar y seguían reivindicando su igualdad frente al hombre y, como demostración de ello, acudían a bares de jazz y llevaban vestidos cortos y provocativos, que dejaban a la vista sus piernas desnudas como nunca antes se había hecho. Era el momento perfecto para el debut de la estrella de cine y *party girl* Clara Bow. La actriz estadounidense realizó más de 50 películas, pero fue el film *It (Ello)* (1927), en el que interpretaba el papel de una *sexy* dependienta en una tienda, lo que la convirtió en un icono de la generación *flapper* (chicas espíritu alegre y rebelde) y en la primera *it girl* de Estados Unidos. El título de la película hacía referencia al atractivo sexual, y Clara Bow lo tenía a espuertas.

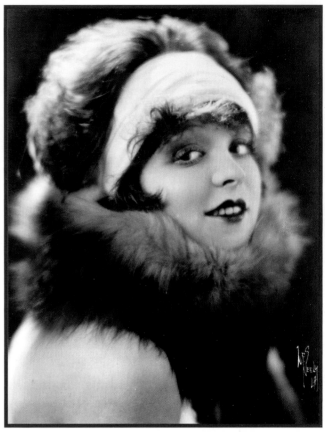

Tanto en los rodajes como fuera de ellos, la actriz siempre realzaba el arco de Cupido de sus labios, que se convirtieron en su seña de identidad. Para conseguir este look, que fue una creación del artista de maquillaje de Hollywood Max Factor, se aplicaba color en el centro de los labios y después lo extendía hacia fuera. La técnica fue desarrollada en un principio para evitar el problema consistente en que el color labial de base cremosa que utilizaban las actrices se corría hacia los ángulos de la boca y manchaba el fondo de maquillaje. Y el estilo de labios en forma de corazón se convirtió en la nueva moda.

El salto a la fama de la actriz coincidió así con el lanzamiento al mercado para el público general, por parte de la floreciente industria del maquillaje, de la barra de labios roja. Por primera vez las mujeres de Estados Unidos tenían las herramientas adecuadas para pintarse esos coquetos labios rojos que, hasta entonces, solo habían podido ver en las películas. Y fue precisamente Clara Bow quien les sirvió de inspiración.

Clara Bow esencial

- *It* (Ello) (película, 1927)
- *Clara Bow: Runnin' Wild* (biografía, 2000)
- *The Actors: Rare Films of Clara Bow* (colección de películas en DVD, 2009)

 Hacíamos lo que nos gustaba. Nos acostábamos tarde. Vestíamos como queríamos. Habría recorrido a toda velocidad Boulevard en mi Kissel descapotable con siete perros chow chow rojos a juego con mi pelo. 》》

—Clara Bow

LABIOS EN ARCO DE CUPIDO

FUNCIONA MEJOR EN
Cualquiera

ELEMENTOS NECESARIOS
- Cepillo de dientes
- Lápiz perfilador de labios rojo intenso (más oscuro que la barra de labios)
- Pincel para labios
- Barra de labios roja
- Pañuelo de papel
- Brocha para polvos
- Polvos translúcidos (sueltos o compactos)

TIEMPO REQUERIDO
4 minutos

CÓMO SE HACE

❶ Con el cepillo de dientes, exfolia tus labios cepillándolos suavemente y elimina cualquier piel seca o levantada.

❷ Con el lápiz perfilador de labios, dibuja el contorno del labio inferior. Comienza en el centro y sigue el contorno hacia los ángulos de la boca. Cuando hayas recorrido en torno a 2/3 del camino hacia el ángulo, dirige el trazo hacia arriba, a través del labio, formando un ángulo de 45 grados, dejando los ángulos de tu boca sin perfilar.

❸ Dibuja el contorno del labio superior con el lápiz perfilador, comenzando en el centro y avanzando hacia fuera, siguiendo los picos del labio. (Para exagerar el arco de Cupido, realiza el trazo saliéndote ligeramente de la línea natural de los labios, lo cual creará la ilusión de un labio más carnoso.) Después de dibujar los picos, sigue de nuevo la línea natural del labio y, cuando hayas recorrido cerca de 1/3 del camino hacia los ángulos de la boca, continúa la línea hacia abajo a través del labio, formando un ángulo de 45 grados, hasta encontrar el punto final de la línea trazada en el labio inferior.

❹ Con el pincel para labios, toma una pizca de color rojo de la barra de labios y aplícala sobre la superficie de los labios, manteniéndote dentro de las líneas que has dibujado. Usando el pincel, funde ligeramente el color de la barra de labios con el del lápiz perfilador.

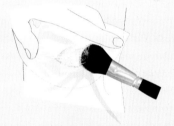

❺ Coloca un pañuelo de papel sobre tus labios. Con la brocha para polvos, espolvorea suavemente una pequeña cantidad de polvos translúcidos sobre el pañuelo, en el área que cubre tus labios. (Mediante esta técnica asentarás el color de la barra de labios y evitarás esparcir los polvos por toda la cara y manchar la brocha para polvos con el labial.) Retira el pañuelo de papel.

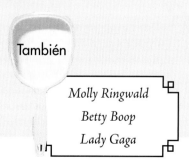

❻ Aplica una capa final de barra labial en ambos labios. Cuando hayas terminado, no frotes los labios entre sí, pues solo conseguirías emborronar la línea que has dibujado con tanto esmero. Si más tarde necesitas retocarte los labios, simplemente vuelve a aplicar barra de labios, en lugar de retirar todo el maquillaje y empezar de nuevo.

También

Molly Ringwald
Betty Boop
Lady Gaga

JACKIE KENNEDY (1929-1994)

Jacqueline (Jackie) Bouvier Kennedy Onassis es conocida por su ajetreada vida. Esposa del presidente de Estados Unidos John F. Kennedy y, por consiguiente, primera dama de aquel país, fue también editora de libros, icono de moda, defensora de la conservación del patrimonio histórico de su país, esposa de un magnate naviero griego y objetivo de los paparazzi. Pero, a pesar de la cantidad de papeles que desempeñó a lo largo de su vida, hubo una cosa que se mantuvo constante: su suave maquillaje y su espontánea belleza.

La primera dama nunca llevaba el rostro muy maquillado ni con colores llamativos o de última moda. Su *look* simplemente complementaba sus rasgos e irradiaba belleza clásica americana. Daba igual que fuera fotografiada como primera dama, de vacaciones en Capri o asistiendo a una gala de etiqueta: Jackie Kennedy nunca se mostraba sin su *eyeliner* marrón, su colorete rosa aterciopelado y su labial rosa translúcido con acabado *frost* o escarcha. La imagen de Jackie Kennedy era tan inspiradora que las firmas de maquillaje llegaron a producir barras de labios de color rosa inspiradas en ella, e incluso líneas completas de cosméticos para reproducir su *look*. Una de estas líneas fue reeditada en 2001 por Prescriptives y empezó a venderse de forma inmediata tras su lanzamiento. Cuatro décadas después de que Jackie Kennedy jurara como primera dama de Estados Unidos, las mujeres seguían deseando parecerse a ella.

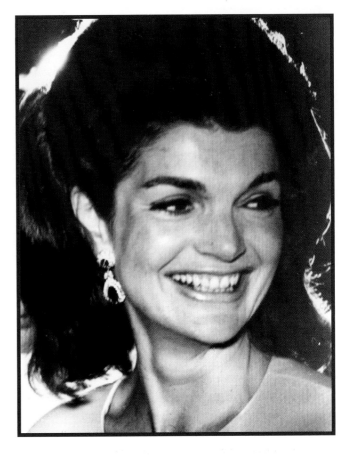

« *Tienes que hacer algo que te divierta. Esa es la definición de felicidad: el uso completo de las propias facultades en el camino que conduce a la excelencia en la vida. Y es aplicable tanto a hombres como a mujeres. No todos podemos conseguirlo, pero podemos intentarlo en cierta medida.* »

—Jackie Kennedy

Jackie Kennedy esencial

- *Jacqueline Kennedy Onassis: In a Class of Her Own* (documental, 1996)
- *Jackie Style* (biografía, 2001)
- *The Jackie Handbook* (biografía, 2005)

LABIOS ROSA *FROST*

FUNCIONAN MEJOR EN
Cualquiera

ELEMENTOS NECESARIOS
- Cepillo de dientes
- Perfilador labial rosa claro
- *Gloss* transparente
- Barra de labios rosa claro con brillo (sin purpurina)

TIEMPO REQUERIDO
2 minutos

CÓMO SE HACE
1. Con el cepillo de dientes, exfolia tus labios cepillándolos suavemente y elimina cualquier piel seca o levantada.
2. Con el lápiz perfilador labial, dibuja el contorno del labio inferior. Comienza en el centro y sigue el contorno hasta los ángulos de la boca.
3. Perfila el labio superior. Comienza en el centro del labio y traza los picos, pero redondeándolos en lugar de marcar los picos. A continuación sigue el contorno del labio hacia abajo hasta los ángulos.
4. Aplica la barra de labios sobre la superficie de los labios, sin salirte del contorno que has creado.

5. Para añadir más brillo, da un toque de *gloss* transparente (solo un poco, para no quitar el brillo propio de la barra de labios). Cuando termines, no frotes los labios entre sí, pues sólo conseguirás emborronar la línea que acabas de dibujar. Si más tarde necesitas retocarte los labios, simplemente vuelve a aplicar la barra de labios, en lugar de retirar todo el maquillaje y volver a empezar.

También
Gwyneth Paltrow
Paris Hilton
Katy Perry
Amy Sedaris

Consejo de profesional

Para conseguir una imagen clásica, combina los labios rosa frost con un colorete rosa suave (v. págs. 87 y 89) y ojos con rabillos winged (v. pág. 31). El rosa claro se considera un color de labios neutro y combina bien con cualquier cosa que te pongas.

Consejo de profesional

Para saber qué tono de barra de labios rosa es más adecuado para tu tez, utiliza la siguiente guía. Un profesional del maquillaje también puede ayudarte.

Tono de piel	Mejor tono de rosa
Pálido	Magenta, fucsia
Medio	Rosa pálido, frambuesa
Marrón oscuro	Chicle, coral

JEAN SHRIMPTON (1942-)

Jean Shrimpton («the shrimp», la gamba) saltó a la fama como supermodelo en el Londres de los años sesenta, en un momento en el que las faldas largas y los peinados con mucho volumen de los años 50 estaban siendo sustituidos por nuevas tendencias más atrevidas, como minifaldas y cortes de pelo geométricos. La joven iba camino de convertirse en una modelo de éxito por méritos propios, pero su relación con el influyente fotógrafo de moda David Bailey, desde 1960 hasta 1964, supuso un enorme impulso para su carrera profesional. En aquella época la pareja creó el *look* que sería la seña de identidad Jean Shrimpton y cientos de fotos para crear un perfil. La belleza británica pasó a ser bautizada como «el rostro de los 60», fue nombrada Modelo del Año por la revista *Glamour* en 1963 y ocupó la portada de *Vogue* 19 veces a lo largo de su carrera.

Jean Shrimpton tenía un estilo único, pero sus labios tenues supusieron una auténtica revolución: se los pintaba en un tono tan claro que casi desaparecían de su rostro. (A veces remataba su *look* con un color de labios apenas visible). Sus labios se tomaron como representativos del movimiento *mod*, una subcultura centrada en la juventud y obsesionada por la moda que animaba a las mujeres a vestir a la moda. Hasta ese momento el color de labios se había utilizado

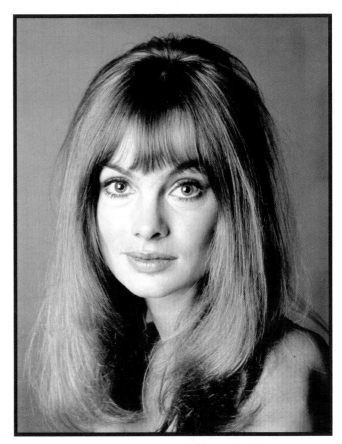

estrictamente para crear una imagen enigmática y sensual (Lauren Bacall, pág. 20), o carnosa y sexy (Marilyn Monroe, pág. 22), o para componer unos perfectos labios rosas (Jackie Kennedy, pág. 14). Jean Shrimpton influyó en todas las mujeres –desde las jovenzuelas londinenses hasta las *hippy-chic* californianas– que buscaban una belleza provocadora.

Jean Shrimpton esencial

- *My Own Story: The Truth About Modeling* (autobiografía, 1965)
- *Privilege* (Privilegio) (película, 1967)
- *Jean Shrimpton: An Autobiography* (autobiografía, 1992)
- *Fame, Fashion and Photography: The Real Blow up* (documental, 2002)

« *Para ser sincera, cuando no estoy trabajando apenas me molesto en maquillarme.* »

—Jean Shrimpton

LABIOS TENUES

FUNCIONAN MEJOR EN
Cualquiera

ELEMENTOS NECESARIOS
- Cepillo de dientes
- Fondo de maquillaje líquido
- Brocha para polvos
- Polvos translúcidos (sueltos o compactos)
- Perfilador labial rosa claro
- Barra de labios rosa claro
- *Gloss* labial transparente

TIEMPO REQUERIDO
2 minutos

CÓMO SE HACE
❶ Con el cepillo de dientes, exfolia tus labios cepillándolos suavemente y eliminado cualquier piel seca o levantada.
❷ Con un dedo, aplica uniformemente un poco de fondo de maquillaje sobre toda al superficie de tus labios.
❸ Con la brocha para polvos, espolvorea un poco de polvos translúcidos sobre tus labios. (El fondo de maquillaje y los polvos crearán una base neutra para el color labial rosa claro).

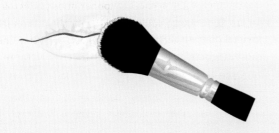

❹ Con el perfilador labial, dibuja el contorno de tu labio inferior. Comienza en el centro del contorno y sigue la línea de los labios hasta los ángulos.

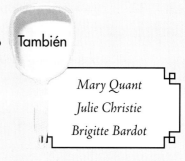

También

Mary Quant
Julie Christie
Brigitte Bardot

❺ Perfila el labio superior.
Comienza en el centro del labio y traza los picos, pero redondéalos en lugar de marcar los ángulos. Después de perfilar los picos, sigue el contorno del labio hacia abajo hasta los ángulos.

❻ Aplica la barra labial sobre la superficie de tus labios, manteniéndote dentro del contorno que has dibujado.
❼ Añade un toque de *gloss* transparente solo en el centro de ambos labios, para darles más volumen. Cuando hayas acabado, no frotes los labios entre sí, pues emborronarías la línea perfecta que has trazado. Si más tarde necesitas retocar tus labios, simplemente vuelve a aplicar barra de labios en lugar de retirar todo el maquillaje y volver a empezar.

JOAN CRAWFORD (1905-1977)

La mundialmente aclamada estrella de cine Joan Crawford se hizo famosa, sobre todo, por sus papeles de mujer dura y temperamental en películas que se convertirían en legendarias, como *¿Whatever Happened to Baby Jane?* (*¿Qué fue de Babe Jean?*, 1962) y *Torch Song* (*La canción de la antorcha*, 1953). Pero además de ser recordada por sus interpretaciones de *prima donna* en el cine, también podría considerársela una Premadonna: fue una mujer original y camaleónica que creó estilo en el mundo de la belleza.

Cuando Joan Crawford llegó a Hollywood en los años 20, domó inmediatamente su cabello encrespado y empezó a utilizar un denso maquillaje para ocultar sus pecas naturales y adaptarse así a los estándares de belleza de la época. Además, practicaba rituales obsesivos de belleza, como frotarse la piel con cubitos de hielo para cerrar los poros, y supuestamente se hizo extraer más de una muela para realzar sus pómulos.

En los años 30, a petición de la estrella de la gran pantalla, el legendario maquillador de Hollywood Max Factor creó el *look* de labios The Smear, o Hunter's bow. Este *look* se lograba pintando la boca por fuera de su contorno natural para crear unos labios más

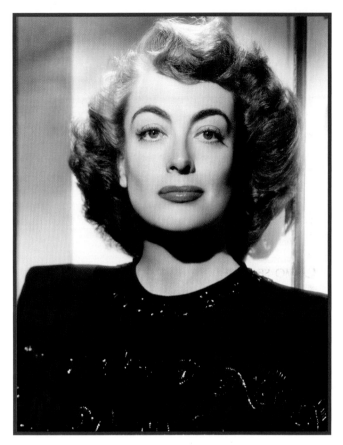

anchos, sin picos en el centro. Era un *look* audaz y sensual, de labios carnosos, inusual e innovador, que favorecía enormemente a la actriz. Pero la diva estadounidense no era de esas mujeres que se atan de por vida a una imagen distintiva. A lo largo de su carrera artística cambió repetidas veces de estilo para estar siempre a la vanguardia.

Joan Crawford esencial

- *The Women* (**Mujeres**) (**película, 1939**)
- *Mildred Pierce* (**Alma en suplicio**) (**película, 1945**)
- *Whatever Happened to Baby Jane?* (**¿Qué fue de Baby Jane?**) (**película, 1962**)
- *My Way of Life* (**autobiografía, 1972**)

« *Siempre he sabido lo que quería, y era la belleza… en todas sus formas.* »

—Joan Crawford

LABIOS EXAGERADOS

FUNCIONAN MEJOR EN
Cualquiera

ELEMENTOS NECESARIOS

- Cepillo de dientes
- Fondo de maquillaje
- Lápiz de labios (un color muy próximo al de la barra de labios)
- Barra de labios (un color intenso, como rojo o naranja)
- Esponja triangular
- Brocha para polvos
- Pincel para labios

TIEMPO REQUERIDO
4 minutos

CÓMO SE HACE

❶ Con el cepillo de dientes, exfolia tus labios cepillándolos suavemente y elimina cualquier piel seca o levantada.

❷ Con la esponja triangular, aplica uniformemente una fina capa de fondo de maquillaje sobre la superficie de tus labios, para crear una base de color neutro y para camuflar los picos de tu labio superior.

❸ Pasa la brocha por los polvos sueltos y sacúdela un poco para eliminar cualquier exceso. Después empolva ligeramente la superficie de tus labios para asentar la base de maquillaje.

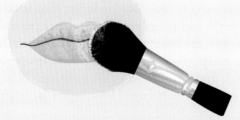

❹ Con el lápiz de labios, perfila tu labio inferior. Comienza en el centro de la línea del labio y traza, por fuera de ella, un contorno exagerado hasta los ángulos de la boca, creando así un labio ligeramente más ancho.

❺ Traza ahora la línea de tu labio superior. Comienza en el centro del labio. En lugar de exagerar los picos naturales del contorno, redúcelos al mínimo trazando unas curvas apenas perceptibles sobre los picos. Después, continúa la línea exagerada por fuera del contorno hasta los ángulos de la boca, para crear un labio más carnoso en los lados.

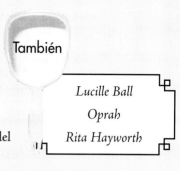

También

Lucille Ball
Oprah
Rita Hayworth

❻ Toma con el pincel de labios un poco de color de la barra labial y utilízalo para rellenar la superficie de los labios. Cuando hayas terminado, no frotes los labios entre sí, pues con este gesto emborronarías el contorno que acabas de dibujar. Si más tarde necesitas retocarte los labios, simplemente vuelve a aplicar la barra de labios en lugar de retirar todo el maquillaje y volver a empezar.

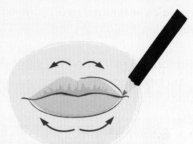

Consejo de profesional

 Para una imagen más atrevida, rellena tus labios con el perfilador labial después del paso 4 y antes de aplicar la barra de labios. Una capa base de perfilador ayuda también a que el color de la barra se mantenga intenso durante más tiempo.

LAUREN BACALL (1924-2014)

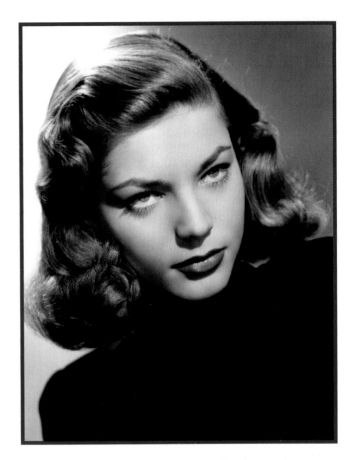

La estrella de la gran pantalla Lauren Bacall fue presentada por primera al público en 1943, con 19 años, como modelo de la revista de moda *Harper's Bazar*. Los ejecutivos de Hollywood vieron las fotos de esa chica de cabello oscuro y atractivas cejas en «V», párpados pesados, largas pestañas y mirada seductora (que más tarde le valdría el sobrenombre de «The Look», «La mirada») e inmediatamente la contrataron para sus películas.

A diferencia de las numerosas rubias de bote de la época que representaban en las pantallas papeles de chicas ingenuas e inocentes, Lauren Bacall tenía una densa cabellera caoba e interpretó papeles de personajes sofisticados, como la cantante Marie «Slim» Browning en *To Have and Have Not* (*Tener y no tener*, 1944) y la diseñadora de alta costura Marilla Brown en *Designing Woman* (*Mi desconfiada esposa*) (1957). Debido a su cabellera morena y a su seriedad en la pantalla, se convirtió en la sex symbol de los «intelectuales».

Lauren Bacall se hizo famosa por su voz grave y profunda y su boca carnosa y pintada de oscuro,

Lauren Bacall esencial

- *To Have and Have Not* (**Tener y no tener**) (película, 1944)
- *How To marry a Millionaire* (**Cómo casarse con un millonario**) (película, 1953)
- *Sex and The Single Girl* (**La pícara soltera**) (película, 1964)
- *Lauren Bacall: By Myself* (autobiografía, 1985)
- *The Mirror Hat Two Faces* (**El amor tiene dos caras**) (película, 1996)

que parecía tan aterciopelada como la voz que salía por ella. Su encanto cautivó al público y a los actores que trabajaron con ella, como Humphrey Bogart, con quien contrajo matrimonio después de coincidir en el rodaje de *To Have and Have Not*. «Bogie y Bacall», como se conocía a la pareja, protagonizaron juntos otras tres películas en los cuatro años siguientes y se convirtieron en la pareja de la que más se hablaba en Hollywood. Y las mujeres que aspiraban a desprender ese misticismo sexy e inteligente se pintaban los labios en un tono oscuro, como ella, contribuyendo así, sin darse cuenta, a alimentar la leyenda de los labios de Lauren Bacall.

LABIOS DE TERCIOPELO

FUNCIONAN MEJOR EN
Cualquiera

ELEMENTOS NECESARIOS
- Cepillo de dientes
- Lápiz perfilador de labios de color uva pasa (recién afilado)
- Barra de labios color uva pasa
- Polvos translúcidos (sueltos o compactos)
- Corrector
- Pincel para labios
- Pañuelo de papel
- Brocha para polvos

TIEMPO REQUERIDO
2 minutos

CÓMO SE HACE
❶ Con el cepillo de dientes, exfolia tus labios cepillándolos suavemente y elimina las pieles secas y levantadas.

❷ Para crear una base neutra para el color de labios, toma un poco de corrector con un dedo y aplícalo suavemente sobre toda la superficie de los labios.

❸ Con el lápiz perfilador labial, dibuja el contorno de tu labio inferior. Comienza en el centro de la línea y sigue el contorno hasta los ángulos de la boca.

❹ Traza a continuación el contorno del labio superior. Comienza en el centro del labio y sigue el contorno de los picos, redondeándolos en lugar de marcar los ángulos. A continuación, sigue la línea del labio hasta las comisuras de la boca.

❺ Aplica la barra de labios sobre la superficie de los labios, manteniéndote dentro del contorno trazado.

Funde el color con el perfilador utilizando un pincel para labios.

❻ Coloca un pañuelo de papel sobre tus labios. Con la brocha para polvos, espolvorea una pequeña cantidad de polvos translúcidos sobre el pañuelo, en el área que cubre tus labios. (Con esta técnica se asienta el color de la barra de labios y se evita esparcir los polvos por toda la cara y manchar la brocha con el color de la barra de labios.) Retira el pañuelo de papel.

❼ Aplica una capa final de barra de labios. Cuando hayas terminado, no frotes los labios entre sí, pues ello emborronaría la línea perfecta de contorno que acabas de trazar. Si más tarde necesitas retocar tus labios, simplemente vuelve a aplicar barra de labios, en lugar de retirar el maquillaje de tu boca y empezar de nuevo.

También

Winona Ryder
Angelina Jolie
Dita Von Teese

Consejo de profesional

Para crear una contorno de labios más definido y evitar que la barra de labios se corra, cuando termines, aplica un poco de corrector en los bordes de los labios superior e inferior con el pincel específico para ello.

« *Temblaba tanto por los nervios que la única manera en la que lograba mantener la cabeza quieta era bajando la barbilla prácticamente hasta el pecho y mirando a Bogie hacia arriba. Ese fue el comienzo de "The Look".* »

—Lauren Bacall

MARILYN MONROE (1926-1962)

Uno de los iconos de belleza más famosos de todos los tiempos, Marilyn Monroe, fue la personificación del *glamour*. Sus papeles en películas como *Gentlemen Prefer Blondes* (*Los caballeros las prefieren rubias*, 1953) y *How to Marry A Millionaire* (*Cómo casarse con un millonario*, 1953) y los rumores sobre sus aventuras con los hermanos Kennedy, le valieron un estatus de seductora sirena, sin precedentes hasta entonces en Hollywood. Empezó a conocérsela por sus sugerentes vestidos y su cabello teñido de rubio y, en lo referente al maquillaje, se convirtió en la chica de labios rojos por antonomasia.

No es que Marilyn Monroe fuera la primera mujer en pintarse los labios de un rojo llamativo –la moda había comenzado años antes (de hecho, en 1912 la experta en maquillaje Elizabeth Arden entregó a cada mujer que acudió a manifestarse en Nueva York en defensa de la igualdad de derechos una barra de labios roja para que la usaran en sus labios como símbolo de poder). Pero Marilyn redefinió los labios rojos por la forma de lucirlos: con un insuperable *sex appeal*. A menudo, posaba para los retratos con sus labios rojos seductoramente entreabiertos, un gesto considerado algo subido de tono para la época.

Aunque su imagen pareciera sencilla, en privado la estrella de Hollywood tenía que trabajar mucho para

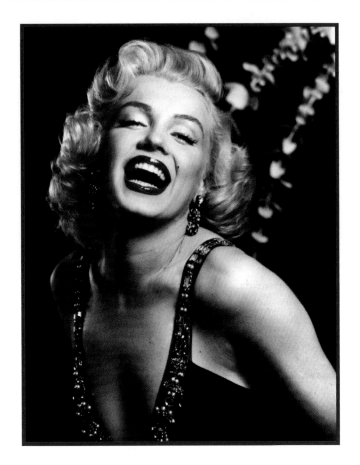

transformar su rostro en lo que el público esperaba ver. Se dice que necesitaba tres horas para componer su *look*, que consistía en maquillaje de ojos de gato con rabillos (v. pág. 51), piel impecable (que conseguía aplicándose vaselina y polvos, capa sobre capa) y sus icónicos labios jugosos y lustrosos.

Marilyn Monroe esencial

- *The Seven Year Itch* (**La tentación vive arriba**) **(película, 1955)**
- *Bus Stop* **(película, 1956)**
- *Some Like It Hot* (**Con faldas y a lo loco**) **(película, 1959)**
- *My Story* **(autobiogafía, 2006)**
- *Marilyn Monroe: The Complete Last Sitting* **(libro de fotos, 2006)**

« *Hollywood es un lugar donde te pagan mil dólares por un beso y cincuenta centavos por tu alma. Lo sé porque yo rechacé la primera oferta bastantes veces y aguanté por los cincuenta centavos.* »

—Marilyn Monroe

LABIOS ROJOS JUGOSOS

FUNCIONAN MEJOR EN
Cualquiera

ELEMENTOS NECESARIOS
- Cepillo de dientes
- Lápiz perfilador de labios rojo
- Barra de labios de color rojo
- Pañuelo de papel
- Polvos translúcidos
- Brocha para polvos

TIEMPO REQUERIDO
2 minutos

CÓMO SE HACE

❶ Con el cepillo de dientes, exfolia tus labios cepillándolos suavemente y elimina cualquier piel seca o levantada.

❷ Con el lápiz perfilador de labios, traza el contorno del labio inferior. Comienza en el centro y sigue el contorno hasta los ángulos de la boca.

❸ Perfila tu labio superior. Comienza en el centro del labio y sigue los picos, pero redondéalos en lugar de marcarlos, y después continúa la línea hasta los ángulos de la boca.

❹ Rellena los labios con el mismo lápiz perfilador.

❺ Aplica la barra de labios sobre la superficie de los labios, sin salirte del contorno que has dibujado.

❻ Coloca un pañuelo de papel sobre tus labios. Con la brocha para polvos, espolvorea una pequeña cantidad de polvos translúcidos sobre el pañuelo, en el área que cubre los labios. (Con esta técnica asentarás el color de la barra de labios y evitarás espolvorear los polvos por toda la cara y manchar la brocha con el labial). Retira el pañuelo.

❼ Aplica una capa final de barra de labios (esto dará a tus labios ese aspecto húmedo). Cuando hayas terminado, no frotes los labios entre sí, pues solo conseguirás emborronar la línea de contorno que acabas de dibujar. Si más tarde necesitas retocarte, simplemente vuelve a aplicar barra de labios, en lugar de retirar todo el maquillaje y empezar de nuevo.

También

Gwen Stefani
Scarlett Johansson
Eva Perón
Kiki de Montparnasse
Carolina Herrera

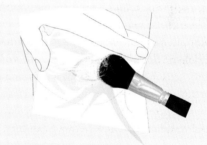

Consejo de profesional

Para saber qué tono de rojo de barra de labios es el más adecuado para tu tez, utiliza la siguiente guía. Un profesional del maquillaje también puede ayudarte.

Tono de piel	Mejor tono de rojo
Pálido	Ciruela, vino rojo, rojo-azul
Medio	Rojo rosa, malva, frambuesa
Marrón oscuro	Rosado, fucsia, amapola

CATHERINE DENEUVE (1943-)

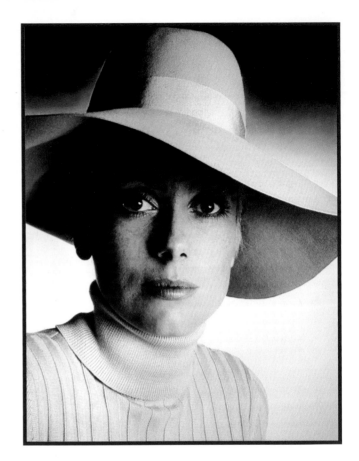

Catherine Deneuve ha protagonizado más de 100 películas y se ha ganado la fama de ser una de las mejores actrices de su generación. Además, ha disfrutado de un papel adicional y no intencionado, el de icono de belleza. En la década de los 70 fue elegida rostro de Chanel, en 1985 prestó sus rasgos para la realización de la efigie de «Marianne», símbolo nacional de la República Francesa (un honor que se otorga a una mujer que represente los valores del país), y en la primera década del siglo XXI representó a la firma de maquillaje MAC.

Cabría pensar que una belleza de esta envergadura podría usar una tonelada de maquillaje, pero Catherine Deneuve nunca lo ha hecho. Se la conoce porque, en su rutina de maquillaje, es rápida y despreocupada, hasta el punto de que, al estreno británico de su película *Repulsion* (*Repulsión*, 1965), acudió sin nada de maquillaje. Dos años más tarde su papel como Séverine en la película *Belle de Jour* (*Bella de día*) consolidó su icónica imagen natural pero sexy. Hacía el papel de un ama de casa que, en secreto, ejercía de prostituta. Se hizo famoso el *look* de la actriz vestida con una seductora gabardina, a juego con sus elegantes y hoy famosos labios beige.

Fuera de la gran pantalla, el estilo de la mítica actriz francesa siguió mostrando la influencia de Séverine y esa misma barra de labios *nude* se convirtió en su sello personal. La imagen que había creado dejó una impresión duradera, no solo en el público, sino también en la industria del maquillaje: en 1994, el gurú del maquillaje François Nars creó un color de barra de labios beige transparente en homenaje a su «Belle de Jour».

Catherine Deneuve esencial

- *Repulsion* (Repulsión) (película, 1965)
- *Belle de Jour* (Bella de día) (película, 1967)
- *Indochine* (Indochina) (película, 1992)
- *Dancer in the dark* (Bailar en la oscuridad) (película, 2000)
- *The Private Diaries of Catherine Deneuve: Clos Up and Personal* (autobiografía, 2007)

« *Sé que si no hubiese dado la imagen que di, nunca habría empezado en el cine. Es algo que no olvido y sé que tengo que aceptarlo.* »

—Catherine Deneuve

LABIOS NUDE

FUNCIONAN MEJOR EN
Tonos de piel más oscuros

ELEMENTOS NECESARIOS
- Cepillo de dientes
- Perfilador de labios *nude* (ligeramente más oscuro que la barra de labios)
- Barra de labios
- *Gloss* labial transparente

TIEMPO REQUERIDO
2 minutos

CÓMO SE HACE
1. Con el cepillo de dientes, exfolia tus labios cepillándolos suavemente y elimina cualquier piel seca o levantada.
2. Con el lápiz perfilador de labios, traza el contorno del labio inferior. Comienza en el centro y sigue el contorno hasta los ángulos de la boca.
3. Perfila tu labio superior. Comienza en el centro del labio y sigue los picos, pero redondéalos en lugar de marcar los ángulos. Después, continúa la línea hasta los ángulos.

4. Con el perfilador de labios, rellena las cuatro esquinas de la boca de manera que, si colocas el dedo índice sobre tus labios como si estuvieras mandando callar a alguien, esa área central de los labios cubierta por tu dedo quede sin rellenar.

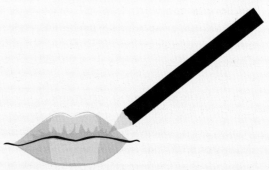

5. Cubre generosamente toda la superficie de tus labios con barra de labios *nude*.
6. Añade un toque de *gloss* en el centro de los labios para conseguir un asepcto más carnoso. Cuando hayas terminado, no frotes los labios entre sí, pues solo conseguirías emborronar la línea que han dibujado con tanto esmero. Si más tarde necesitas retocarte, simplemente vuelve a aplicar barra de labios, en lugar de retirar todo el maquillaje y empezar de nuevo.

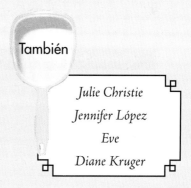

También

Julie Christie
Jennifer López
Eve
Diane Kruger

CHRISTIE BRINKLEY (1954-)

LABIOS

Los últimos años de la década de los 70 marcaron en Estados Unidos el final de una era, en la que tuvieron lugar la guerra de Vietnam, la revolución sexual y el auge de la contracultura *hippy*. Después de dos décadas de caos, muchos estadounidenses se mostraban deseosos de acoger valores conservadores, y también un estilo más conservador de belleza. Y qué mejor ejemplo que Christie Brinkley.

Con su cabello rubio, su piel ligeramente bronceada, su naricilla respingona y sus ojos azules, Christie Brinkley era la personificación de la belleza americana de los años 80. Nacida en el sur de California y aficionada al surf, se hizo famosa por su figura atlética y por su sonrisa ultrablanca y superradiante. No solo respondía a la imagen de chica buena y sana de Estados Unidos, sino que además, mientras muchas modelos eran conocidas por consumir drogas y trasnochar, Christie Brinkley se mantenía al margen del ambiente nocturno de fiestas. Las innumerables imágenes de la modelo presentadas al público la mostraban encarnando el espíritu dinámico y triunfador característico de la era Reagan.

Muy pronto la modelo estadounidense consiguió un lucrativo contrato con la firma de cosméticos CoverGirl y representó a la compañía en anuncios de prensa y

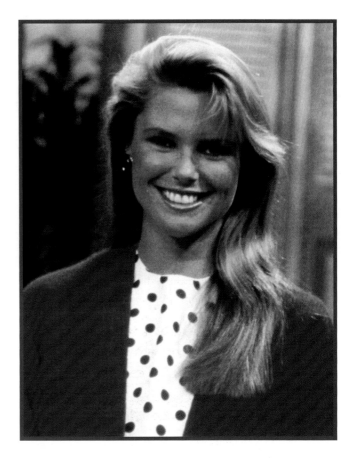

televisión durante 20 años, el contrato más largo que ha tenido jamás una modelo con una compañía de cosméticos. Ocasionalmente se desvió de su imagen de absoluta integridad (fue tres veces modelo de la portada de la edición de trajes de baño de la revista dedicada al deporte *Sports Illustrated*), pero siempre mantuvo su imagen impecable. Incluso cuando posó para la atrevida revista *Playboy*, la modelo supo ocultar con estilo sus partes íntimas para no empañar su imagen.

Christie brinkley esencial

- *Sports illustrated*: **portada de la edición de trajes de baño (1979, 1980, 1981)**
- *Vacation* (**Las vacaciones de una chiflada familia americana**) (**película, 1983**)
- **«*Uptown Girl*» (vídeo musical de Billy Joel, 1983)**

« *Número uno, tienes que cuidarte, lo cual significa comer bien y tener un estilo de vida saludable. Eso, realmente, hace maravillas.* »

—Christie Brinkley

26

LABIOS GLOSSY

FUNCIONAN MEJOR EN
Cualquiera

ELEMENTOS NECESARIOS
- Cepillo de dientes
- *Gloss* labial (cualquier color)
- Lápiz de labios (del mismo tono que el *gloss*)
- Pincel para labios (opcional)

TIEMPO REQUERIDO
3 minutos

CÓMO SE HACE
❶ Con el cepillo de dientes, exfolia tus labios cepillándolos suavemente y elimina cualquier piel seca o levantada.
❷ Con el lápiz perfilador de labios, traza el contorno del labio inferior. Comienza en el centro y sigue el contorno hasta los ángulos de la boca.

❸ Perfila tu labio superior. Comienza en el centro del labio y sigue los picos, pero redondéalos en lugar de marcar los ángulos. Después, continúa la línea hasta las comisuras de la boca.

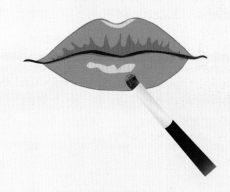

También

Michelle Pfeiffer
Dakota Fanning
Drew Barrymore
Blake Lively

❹ Con el pincel para labios o un dedo, cubre los labios generosamente con el *gloss* labial para darles un aspecto húmedo y suave.

Consejo de profesional

El gloss labial hace que los labios brillen, parezcan más gruesos y queden mejor en las fotos, de modo que ponte tanto como puedas cuando sepas que van a hacerte una foto.

Consejo de profesional

Para averiguar qué color de labios te favorece más, analiza tus subtonos de piel. Si son fríos (mejillas sonrosadas o ligeramente rojizas), ponte un color frío. Si tienes subtonos cálidos (mejillas doradas o cetrinas), ponte un color cálido.

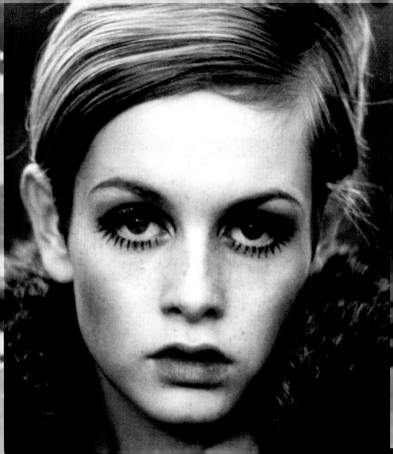

OJOS

Dice la gente que los ojos son el espejo del alma, de modo que no es de sorprender que nos guste que atraigan la atención. Y las mujeres llevan siglos decorando sus ojos, nada más y nada menos que desde los días del antiguo Egipto. No importa cuál sea tu estado de ánimo: el maquillaje de ojos puede ayudarte a expresarlo. ¿Quieres dar una imagen misteriosa? Prueba con unos ojos ahumados, al estilo de Joan Jett (pág. 44). ¿Quieres transmitir viveza y curiosidad? Hazte con el estilo de Audrey Hepburn y píntate unos ojos con rabillo (pág. 30). Para parecer dulce e inocente, puedes imitar las pestañas de muñeca de Twiggy (pág. 42). O elige unos ojos de mapache a lo Edie Sedgwick (pág. 32) si buscas un look de chica dura. Realmente no existen límites en lo referente a los estados de ánimo que puedes transmitir con apenas un toque de sombra de ojos, máscara y *eyeliner*. Descubre cómo se maquillan las estrellas y encuentra otro significado a «poner ojitos» a alguien.

AUDREY HEPBURN (1929-1993)

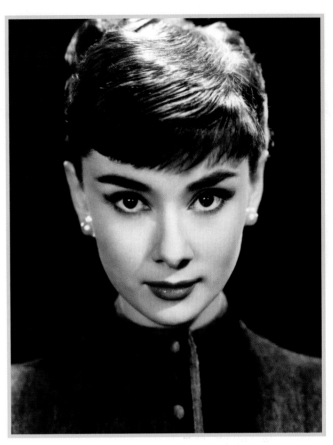

Audrey Hepburn ha sido una de las grandes bellezas de Hollywood de todos los tiempos. Era una mujer delicada y se la conocía por su sonrisa cautivadora, su cabello oscuro y corto y su figura delgada y algo achicada, una imagen que contrastaba con el estilo de las rubias con curvas de la época, como Marilyn Monroe. Pero aunque el *look* de Audrey Hepburn era considerado poco convencional, no le impidió ganarse los corazones del público en general.

La actriz será siempre recordada por su interpretación de la joven Holly Golightly en la película *Breakfast at Tiffany´s* (*Desayuno con diamantes*) de 1961, que se desarrolla en Nueva York. Pero fue su primer gran papel (ganador de un Oscar) en la película *Roman Holiday* (*Vacaciones en Roma*) de 1953 el que la consagró como icono de belleza. Interpretaba el papel de una princesa aburrida en busca de aventuras que comienza a salir en Rima con un periodista (papel interpretado por Gregory Peck). Con la película se hicieron famosas sus marcadas cejas y sus ojos pintados con un trazo de *eyeliner* hacia arriba y hacia fuera que superaba el ángulo externo del ojo formando un rabillo. Mujeres de todo el mundo empezaron a imitar su forma de maquillarse, y siguen haciéndolo. De hecho, es difícil oír la definición «ojos con rabillo» y no pensar en la ya legendaria Audrey Hepburn.

OJOS

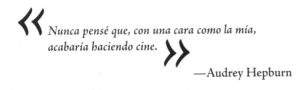

« *Nunca pensé que, con una cara como la mía, acabaría haciendo cine.* »

—Audrey Hepburn

Audrey Hepburn esencial

- *Roman Holiday* (**Vacaciones en Roma**) (**película, 1953**)
- *Sabrina* (**película, 1954**)
- *Breakfast at Tiffany's* (**Desayuno con diamantes**) (**película, 1961**)
- *Audrey Style* (**biografía, 1999**)
- *Fifth Avenue, 5 A.M.* (**libro sobre Desayuno con diamantes, 2010**)

OJOS CON RABILLOS

FUNCIONAN MEJOR EN
Cualquiera

ELEMENTOS NECESARIOS
- Pincel delineador en bisel
- *Eyeliner* en gel negro indeleble
- Rizador de pestañas (opcional, v. Consejo de profesional)
- Máscara negra (opcional, v. Consejo de profesional)
- Cepillo de dientes (opcional, v. Consejo de profesional)

TIEMPO REQUERIDO
10 minutos

CÓMO SE HACE

❶ Inclina ligeramente la cabeza hacia atrás de manera que, cuando te mires al espejo, parezca que estás mirando hacia abajo en tu imagen reflejada. (De esta manera, podrás ver lo que estás haciendo mientras te aplicas el *eyeliner*, sin tener que cerrar el ojo. Además, de este modo el párpado resulta más liso; un ojo cerrado se arruga demasiado para poder aplicar el *eyeliner*).

❷ Carga ligeramente el pincel en bisel pasándolo por la superficie del *eyeliner* en gel, asegurándote de tomar gel por ambas caras del pincel. Después, traza una línea entre fina y media a lo largo de la línea superior de las pestañas, comenzando en el centro del párpado y avanzando hacia el ángulo externo del ojo. Cuando llegues al ángulo, extiende la línea recta hacia fuera y hacia arriba superando un poco el ángulo externo del ojo para crear un «rabillo». (Esto abrirá el ojo y evitará el aspecto de ojo caído).

También

Nicole Richie
Lauren Conrad
Brigitte Bardot
Alexa Chung

❸ Sitúa el pincel con *eyeliner* (cárgalo de nuevo con gel si fuera necesario) en el centro del párpado superior, donde comenzaste tu línea en el paso 2. Ahora, para completar el *look*, traza una línea fina a lo largo de la línea superior de pestañas, hasta el lagrimal o ángulo interno del ojo.

Consejo de profesional

Limpia bien el pincel después de cada uso —el eyeliner líquido estropea los pinceles si se deja secar. Además, cierra bien el contenedor del eyeliner cuando hayas terminado. Cualquier filtración de aire puede secar el eyeliner y endurecerlo tanto que resulte imposible usarlo.

Consejo de profesional

Para acentuar la imagen de ojos rasgados, puedes rizar tus pestañas con un rizador y después aplicar una generosa capa de máscara, tirando de las pestañas exteriores hacia la oreja con la varita aplicadora. Para evitar las pestañas apelmazadas, utiliza un cepillo de dientes plano para peinar tus pestañas cuando la máscara esté todavía húmeda.

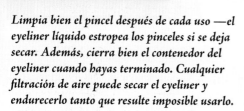

EDIE SEDGWICK (1943-1971)

OJOS

Nacida en California y habitual de las fiestas de los clubs de moda, Edie Sedgwick llegó a la ciudad de Nueva York en 1964 y se convirtió de forma inmediata en una chica más del escogido grupo de hermosas y excéntricas musas del artista pop Andy Warhol. El estilo de vanguardia de Edie Sedgwick era irreverente y totalmente en línea con el movimiento de moda experimental *mod* que estaba desarrollándose en Londres. A menudo vestía camisetas largas con leotardos (inaugurando un estilo que sería seguido más tarde por artistas como las hermanas Olsen y Lady Gaga). Y en lo referente al maquillaje, llevaba gruesas cejas oscuras, intensos ojos negros mapache, pestañas postizas (v. pág. 39) y poco más en su rostro pálido, pálido.

El maquillaje de ojos de Edie Sedgwick no tenía nada de nuevo — la estrella del cine mudo Theda Bara fue la primera en otorgar a los ojos de mapache un lugar destacado en el panorama nacional después de su interpretación en una película de vampiros de título *The Stain*, en 1914. Pero Sedgwick convirtió su estilo en algo normal y animó a seguirlo a las *party girls* de su tiempo y posteriores.

Tristemente, la fama de Edie Sedgwick se desvaneció tan rápidamente como se había generado: murió por sobredosis en 1971. Pero, a pesar de su meteórico ascenso y de su no menos rápida caída a los ojos del público, su oscuro e intenso maquillaje de ojos dejaron una huella indeleble en la cultura de la estética y sigue siendo un básico de estilo en las subculturas gótica y *club-kid* actuales.

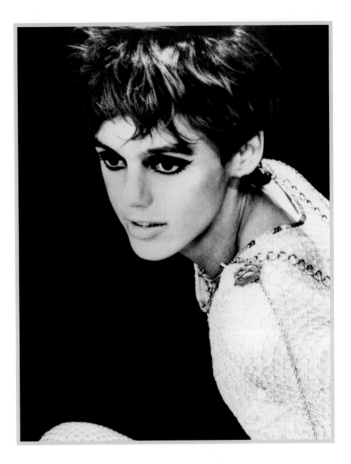

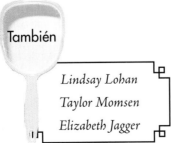

También

Lindsay Lohan
Taylor Momsen
Elizabeth Jagger

« *Creé una máscara de mi cara porque no me daba cuenta de que era bonita.* »

—Edie Sedgwick

Edie Sedgwick esencial

- *Poor Little Rich Girl* (Pobre niña rica) (película, 1965)
- *Edie American Girl* (biografía, 1994)
- *Factory Girl* (película biográfica, 2006)

OJOS DE MAPACHE

FUNCIONAN MEJOR EN
Cualquiera

ELEMENTOS NECESARIOS
- Pincel de punta redondeada para sombra de ojos
- Sombra de ojos neutra (similar a tu color natural de piel)
- Lápiz delineador de ojos de kohl negro
- Brocha para difuminar
- Sombra de ojos negra
- Pincel para el pliegue del ojo
- Bastoncillo de algodón
- Desmaquillante de ojos
- Lápiz de ojos blanco
- Pincel corrector
- Corrector

TIEMPO REQUERIDO
15 minutos

CÓMO SE HACE

❶ Con la brocha de punta redondeada, aplica la sombra de ojos neutra en el párpado, desde la línea de las pestañas hasta la ceja.

❷ Con el lápiz de ojos de kohl negro, traza una línea negra en el borde exterior del párpado superior. Comienza en el ángulo externo del ojo y sigue la línea natural de tus pestañas hacia el ángulo interno.

❸ Con el mismo lápiz delineador, oscurece el párpado desde la línea de las pestañas hasta ligeramente por encima del pliegue del párpado (pero no hasta la ceja).

❹ Con el mismo lápiz de ojos, delinea el párpado inferior con una línea gruesa. Cuando te acerques al ángulo externo del ojo, extiende la línea hacia fuera más allá de la línea natural, para dar al ojo una forma almendrada.

❺ Toma un poco de sombra de ojos negra con el pincel para difuminar y sacude un poco el pincel para desechar el exceso de producto. A continuación, aplica la sombra sobre todo el negro del lápiz en el párpado superior, lo cual suavizará un poco el aspecto. Además, asentarás el lápiz y evitarás que se corra.

❻ Con el pincel para pliegues, extiende la sombra negra por encima del pliegue moviendo el pincel hacia delante y hacia atrás (como un limpiaparabrisas).

❼ Con el mismo pincel para pliegues, extiende la sombra de ojos hacia fuera, justo por fuera de la línea imaginaria que une el ángulo externo del ojo y el extremo de la ceja.

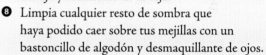

❽ Limpia cualquier resto de sombra que haya podido caer sobre tus mejillas con un bastoncillo de algodón y desmaquillante de ojos.

❾ Con el pincel corrector, aplica el corrector con ligeros toques sobre la piel más oscura bajo los ojos (donde se forman las típicas bolsas). Si con esta maniobra retiras parte de la línea trazada con el lápiz bajo los ojos, puede ser necesario que repitas la aplicación.

❿ Con el pincel para difuminar, difumina la línea trazada con el lápiz delineador bajo el ojo, con el fin de engrosar y desdibujar la línea.

⓫ Con el lápiz blanco de ojos, delinea los bordes internos (línea de agua) de los párpados superior e inferior, en su totalidad.

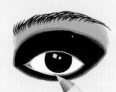

ELIZABETH TAYLOR (1932-2011)

Elizabeth (Liz) Taylor realizó su primera interpretación cuando tenía apenas 10 años, en *There's One Born Every Minute* (1942). Afortunadamente, la joven actriz protagonizó una fructífera transición de artista infantil a estrella adulta de la interpretación, tarea nada fácil en el veleidoso Hollywood. Después, a lo largo de siete décadas, se afianzó como destacada actriz y recibió dos Oscar de la Academia de cine de Hollywood. También se la conoce por su agitada vida privada, por haberse casado ocho veces (dos de ellas con Richard Burton, con quien protagonizó diversas películas), por coleccionar joyas famosas y por aparecer en innumerables ocasiones en las columnas de cotilleos de diversas publicaciones.

Pero la actriz estadounidense también se ganó la fama en el mundo de la estética cuando interpretó el papel protagonista en la película de éxito de 1963, *Cleopatra*. En el film, en el que era reina de Egipto, aparecía con los ojos maquillados de un modo que pasaría a ser conocido como «ojos de Cleopatra». Se piensa que los principales componentes de este *look* —línea de las pestañas extendida hacia fuera, sombra de ojos intensa y delineador de ojos negro oscuro— debieron ser pilares del maquillaje en tiempos pasados,

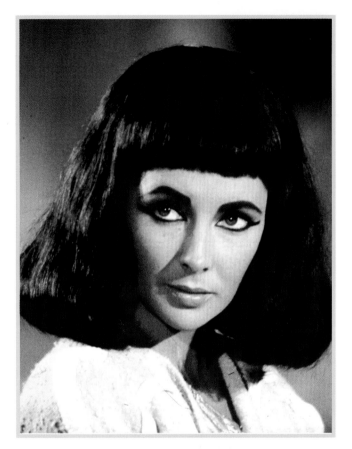

más concretamente en la época de la Cleopatra real y en la antigua Roma. Con ayuda de su pelo negro azabache, sus gruesas cejas y sus ojos de color violeta, Elizabeth Taylor resucitó este exótico estilo y ofreció a las mujeres de todo el mundo una versión nueva de un llamativo *look* rescatado de la Antigüedad.

Elizabeth Taylor esencial

- *National Velvet* **(Fuego de juventud) (película, 1944)**
- *Cat on a Hot Tin Roof* **(La gata sobre el tejado de zinc) (película, 1958)**
- *Butterfield 8* **(Una mujer marcada) (película, 1960)**
- *Cleopatra* **(película, 1963)**
- *Elizabeth Taylor: My Love Affair with Jewelry* **(autobiografía, 2002)**

« *Cuando era joven, durante mucho tiempo no llevé maquillaje en las películas; cuando empecé a maquillarme, siempre lo hacía yo misma.* »

—Elizabeth Taylor

OJOS DE CLEOPATRA

FUNCIONAN MEJOR EN

Cualquiera

ELEMENTOS NECESARIOS

- Pincel de punta redondeada para sombras de ojos
- Sombra de ojos base neutra (similar a tu tono natural de piel)
- Sombra de ojos verde azulado
- Pincel para pliegues
- Pincel en bisel para cejas
- Sombra de ojos marrón claro (del mismo tono o de un tono ligeramente más claro que tus cejas)
- Lápiz delineador de ojos negro (afilado, pero daremos unos ligeros golpecitos a la punta para suavizarla un poco)
- Máscara negra

TIEMPO REQUERIDO

10 minutos

CÓMO SE HACE

1. Con la brocha de punta redondeada, aplica la sombra de ojos neutra sobre el párpado, desde la línea de las pestañas hacia arriba hasta la ceja.
2. Con la misma brocha, aplica la sombra verde azulada sobre el párpado, desde la línea de las pestañas hasta el pliegue.
3. Utiliza el pincel para pliegues para fundir el verde azulado con la sombra base neutra en el pliegue, de manera que no quede una línea marcada entre ambas sombras.
4. Con el pincel en bisel para cejas, aplica la sombra marrón claro sobre las cejas, rellenándolas entre los puntos de crecimiento natural del pelo, con cortos movimientos verticales.

5. Con el lápiz de ojos negro, delinea el borde externo del párpado superior. Comienza en el centro de la línea de las pestañas y traza una línea de grosor medio hacia el ángulo externo del ojo. Después vuelve al punto medio y traza una línea de grosor medio hacia el ángulo interno del ojo. (La línea será más precisa si la trazas en estos dos pasos, en lugar de dibujar una sola línea más larga). Repite el paso sobre el borde externo del párpado inferior.

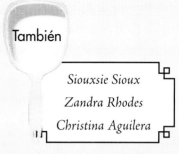

También

Siouxsie Sioux
Zandra Rhodes
Christina Aguilera

6. Con el lápiz delineador negro, marca ligeramente el punto exterior a la línea de las pestañas donde quieres que termine la raya de los ojos. Desde este punto y sosteniendo el lápiz con la punta orientada hacia la cara en un ángulo de 90 grados, traza la raya hacia dentro, hasta la línea superior que ya has trazado.
7. Con la brocha para sombra de ojos, extiende la sombra de ojos verde azulado hacia fuera, por encima de la línea que acabas de dibujar con el lápiz.
8. Aplica una gruesa capa de máscara negra en tus pestañas superiores e inferiores.

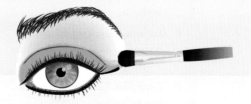

Consejo de profesional

Para crear una versión más suave de este look, sáltate los pasos 2-4 y 7 y utiliza solo sombra base neutra, lápiz de ojos negro y máscara. Para crear un look más intenso, como el que muestra Elizabeth Taylor en la foto, aplica la sombra azul hacia arriba, hasta la ceja.

MADONNA (1958-)

Pieza fundamental de la música pop, Madonna ha publicado más de 20 álbumes (bastantes de los cuales han sido disco de platino) y ha ganado siete premios Grammy a lo largo de su dilatada carrera; además, ha intervenido en varias películas (siendo nominada para el Globo de Oro por el papel protagonista en *Evita*) y es autora de varios libros. Y en medio de todo esto Madonna no deja de cambiar de imagen pública. Imitadora de Marilyn Monroe, provocativa dominadora sado-maso, joven geisha, *cowgirl* urbana, diva del neodisco y gótica *chick*, Madonna ha rendido homenaje a todos los estilos.

Ello no obstante, es su imagen original de chica seductora y heterogénea la que mejor se recuerda y la que le valió fama de osada y descarada. Cuando, en 1982, se dio a conocer con su *single* «Everybody» en los primeros puestos de las listas de éxitos, se mostraba públicamente con encajes comprados en tiendas de segunda mano, cabello oxigenado y un pesado maquillaje consistente en gruesas capas de máscara, *eyeliner*, un falso lunar (v. pag. 67) y sombra de ojos de color hasta las cejas. Unas veces se pintaba los párpados en una gama de naranjas, otras en rosas salvajes, a veces en malvas, grises o negros, pero siempre con ese estilo excesivo tan característico de Madonna y, podemos decir, de toda la década de los ochenta.

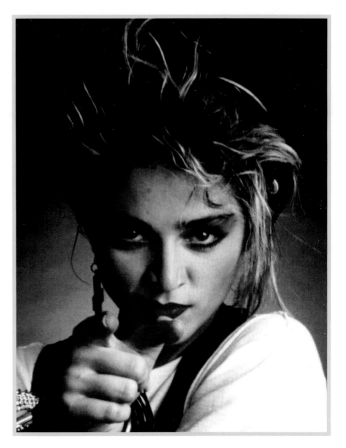

Madonna esencial

- «Like a Virgin» (vídeo musical, 1984)
- *Desperately Seeking Susan* (Buscando desesperadamente a Susan) (película, 1985)
- *Who's That Girl?* (Quién es esa chica?) (película, 1987)
- «Like a Prayer» (vídeo musiccal, 1989)
- *Evita* (película, 1996)

Mujeres de todo el mundo empezaron a imitar en sus salidas nocturnas los detalles de la Material Girl, el *look* «hazlo tú misma» y su rasgo más seductor: la descarada seguridad con la que se subía a los escenarios, acudía a los platós de televisión y aparecía en la gran pantalla. Cuando Madonna comenzó su andadura y alcanzó la fama no era especialmente alta, ni extremadamente delgada, ni tenía una belleza clásica, pero inspiró a generaciones y generaciones de mujeres con su mensaje de que todo cuanto necesitas para crear tu estilo es una idea propia y un poco de arrojo para sacarla adelante.

« *Yo soy mi propio experimento. Soy mi propia obra de arte.* **»**

—Madonna

SOMBRA DE OJOS MULTICOLOR

FUNCIONA MEJOR EN
Cualquiera

ELEMENTOS NECESARIOS

- Brocha redondeada para sombra de ojos
- Tres tonos distintos de sombra de ojos (cualquier color: uno claro, uno medio y uno oscuro)
- Dos pinceles para el pliegue del ojo

TIEMPO REQUERIDO
5 minutos

CÓMO SE HACE

❶ Con la brocha de punta redondeada, aplica la sombra de ojos de color más claro en el párpado, desde la línea de las pestañas hacia arriba hasta la ceja.

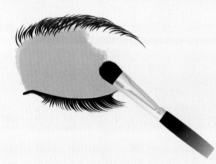

❷ Con la misma brocha, aplica el color de tono medio encima del color claro, pero solo desde la línea de las pestañas hasta el pliegue del párpado.

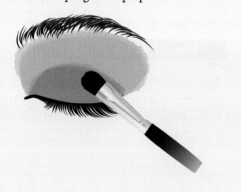

También

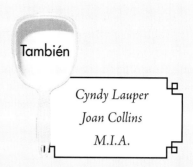

Cyndy Lauper
Joan Collins
M.I.A.

❸ Con un pincel para pliegues, aplica el color más oscuro, solo en la línea del pliegue, desde el ángulo externo hasta el centro del pliegue.

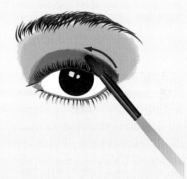

❹ Con el otro pincel para pliegues, funde los colores y elimina cualquier línea marcada a lo largo del pliegue del párpado.

Consejo de profesional

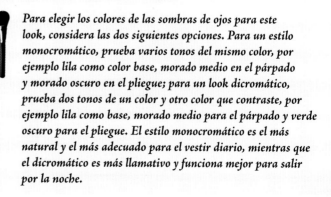

Para elegir los colores de las sombras de ojos para este look, considera las dos siguientes opciones. Para un estilo monocromático, prueba varios tonos del mismo color, por ejemplo lila como color base, morado medio en el párpado y morado oscuro en el pliegue; para un look dicromático, prueba dos tonos de un color y otro color que contraste, por ejemplo lila como base, morado medio para el párpado y verde oscuro para el pliegue. El estilo monocromático es el más natural y el más adecuado para el vestir diario, mientras que el dicromático es más llamativo y funciona mejor para salir por la noche.

RAQUEL WELCH (1940-)

La mayoría de la gente identifica a Raquel Welch con el clásico cinematográfico *One Millions Years B.C.* (*Hace un millón de años*) (1966). En la película la bella actriz lucha contra hombres de las cavernas y bestias prehistóricas ataviada con un biquini rasgado de piel de ciervo, botas de pelo y capas y capas de pestañas postizas. Tras el estreno de la película la imagen de Raquel Welch en toda su gloria cavernícola se convirtió rápidamente en el póster más vendido del momento.

Raquel Welch mantuvo su fama de *sex symbol* durante muchos años, interpretando papeles cargados de sensualidad, como el de la prostituta vienesa en *el Plus Vieux Métier du monde* (*El oficio más viejo del mundo*, 1967) y el de personificación del pecado mortal, Lust, en *Bedazzled* (*Al diablo con el diablo*) (1967). Pero también realizó interpretaciones más serias en películas para televisión, como *Right to Die* (*Derecho a morir*) (1987) y *Scandal in a Small Town* (*Escándalo en una pequeña ciudad*) (1988). No obstante, hay algo del *look* de aquella primera película que la llevó a la fama y que conservó como parte de su rutina de belleza a lo largo de toda su carrera: sus pestañas postizas. La actriz declaraba públicamente que nunca salía de casa sin ellas. De modo que no es de sorprender que, cuando en 2007 se le pidió que diseñara su propia colección de maquillaje de edición limitada para MAC, su primer deseo fuera el de crear una línea propia de pestañas postizas.

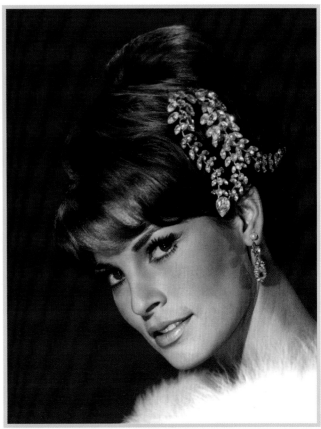

❝ *[Al principio de mi carrera] me convertí en "Raquel Welch, el más extraordinario sex symbol". Todo lo real sobre mí se dejó a un lado.* **❞**

—Raquel Welch

Raquel Welch esencial

- *One Million Years B.C.* (Hace un millón de años) (película, 1966)
- *Bedazzled* (Al diablo con el diablo) (película, 1967)
- *The Three Musketeers: The Queen's Diamonds* (Los tres mosqueteros: los diamantes de la reina) (película, 1973)
- *Raquel: Beyond the Cleavage* (autobiografía, 2010)

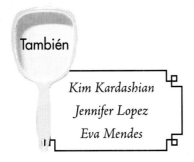

También

Kim Kardashian
Jennifer Lopez
Eva Mendes

PESTAÑAS POSTIZAS

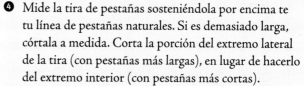

FUNCIONAN MEJOR EN
Cualquiera

ELEMENTOS NECESARIOS
- Rizador de pestañas
- Máscara (en un color lo más próximo posible a tu color natural de pestañas)
- Pestañas postizas (un juego de dos tiras)
- Tijeras
- Adhesivo de pestañas negro
- Pinzas de depilar

CÓMO SE HACE
❶ Con el rizador de pestañas, riza tus pestañas verdaderas. Coloca el rizador tan cerca como puedas de la base de las pestañas y rízalas durante al menos 10 segundos.

❷ Aplica 1-2 capas ligeras de máscara en las pestañas superiores e inferiores. Sujeta la varilla aplicadora en sentido vertical y pasa la punta de lado a lado y hacia delante y hacia atrás a través de tus pestañas, para aplicar la máscara tan cerca como sea posible de su origen. Este método te ayudará a separar las pestañas más próximas al lagrimal.

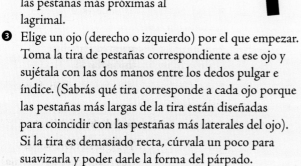

❸ Elige un ojo (derecho o izquierdo) por el que empezar. Toma la tira de pestañas correspondiente a ese ojo y sujétala con las dos manos entre los dedos pulgar e índice. (Sabrás qué tira corresponde a cada ojo porque las pestañas más largas de la tira están diseñadas para coincidir con las pestañas más laterales del ojo). Si la tira es demasiado recta, cúrvala un poco para suavizarla y poder darle la forma del párpado.

❹ Mide la tira de pestañas sosteniéndola por encima te tu línea de pestañas naturales. Si es demasiado larga, córtala a medida. Corta la porción del extremo lateral de la tira (con pestañas más largas), en lugar de hacerlo del extremo interior (con pestañas más cortas).

❺ Aplica un poco de adhesivo a lo largo de toda la tira de pestañas. Espera unos segundos o sopla encima para que se seque un poco (aunque no completamente).

❻ Sujeta el centro de la tira de pestañas con las pinzas y colócala en el centro del párpado, justo encima de la base de tus pestañas naturales, alineando las postizas con las de verdad. (No las coloques demasiado cerca del borde interno del ojo, pues pueden resultar irritantes.) Después, pega el resto de la tira en su lugar con ayuda de las pinzas, avanzando hacia un extremo y después hacia el otro. Es posible que al principio notes las pestañas algo pesadas, pero tus ojos se acostumbrarán. Repite los pasos en el otro ojo.

❼ Si es necesario, aplica otra capa de máscara sobre las pestañas postizas.

Consejo de profesional

Para no pestañear mientras aplicas las pestañas postizas, inclina la cabeza hacia atrás mientras te miras en el espejo.

SOPHIA LOREN (1934-)

Sophia Loren ha intervenido en cerca de 100 películas desde el año 1950 y ha ganado más de 50 premios internacionales por su trabajo, incluidos cuatro candidaturas a Globos de Oro y dos Oscar a la mejor actriz por su papel en *La ciociara* (*Dos mujeres*, 1960). Y si otorgaran premios por la contribución al mundo de la belleza, la actriz italiana habría ganado con toda seguridad un reconocimiento a la aplicación de maquillaje más minuciosa.

A lo largo de su carrera, se sabe que Sophia Loren se ha maquillado ella misma para películas y apariciones públicas, y lo ha hecho de un modo tan absolutamente perfecto que más de una vez los maquilladores de los rodajes se han quedado sin nada que hacer. En particular, es una auténtica profesional a la hora de maquillarse los ojos a la perfección. En los años 60, Sofía Loren se depiló las cejas, en otro tiempo gruesas, tras lo cual se las pintaba con minúsculos trazos, creando dos líneas perfectas —una imagen difícil de conseguir con cejas reales. También demostró ser toda una maestra en el arte de pintarse unos hermosos ojos de gato (v. pág. 50) con *eyeliner* líquido, tan difícil de usar, exagerando sus exóticos ojos y animando a otras mujeres a hacer lo mismo. Pero el truco más impresionante de su repertorio de técnicas de belleza es su minuciosa técnica de aplicación de máscara, en virtud de la cual aplica el producto pestaña a pestaña. Dado que la mayoría de las mujeres no tienen tiempo para tanta minuciosidad, se han desarrollado técnicas modernas para ayudar a la mujer a imitar este proceso y conseguir ese mismo efecto, sin duda imponente.

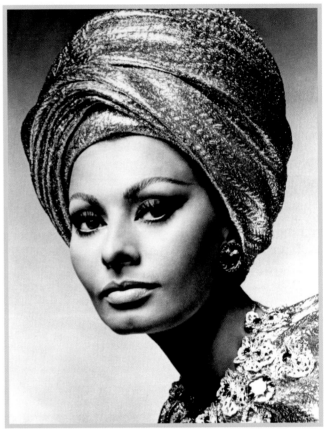

Sophia Loren esencial

- *La Ciociara* (**Dos mujeres**) (**película, 1960**)
- *Man of La Mancha* (**El Hombre de la Mancha**) (**película, 1972**)
- *Sophia Loren: Her Own Story* (**película, 1980**)
- *Sophia Loren's recipes and Memories* (**memorias y libro de cocina, 1998**)
- *Sophia Style* (**guía de estilo, 2001**)
- *Nine* (**Nueve**) (**película, 2009**)

MÁSCARA ABSOLUTAMENTE PERFECTA

FUNCIONA MEJOR EN
Cualquiera

ELEMENTOS NECESARIOS
- Rizador de pestañas
- Base para pestañas
- Máscara negra
- Cepillo de dientes

TIEMPO REQUERIDO
3 minutos

CÓMO SE HACE

1. Con el rizador de pestañas, riza tus pestañas superiores. Coloca el rizador tan cerca como puedas de la base de las pestañas y riza cada línea durante 60 segundos.

2. Aplica la base a tus pestañas superiores e inferiores. (La base hará que tus pestañas parezcan más gruesas).

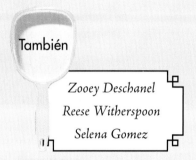

También

Zooey Deschanel
Reese Witherspoon
Selena Gomez

« *Nada hace más hermosa a una mujer que la convicción de que es hermosa.* »
—Sophia Loren

3. Aplica dos capas ligeras de máscara sobre las pestañas superiores e inferiores Sujeta la varilla del aplicador verticalmente y mueve la punta de lado a lado y hacia delante y hacia atrás a través de las pestañas, para aplicar la máscara tan cerca como sea posible de la base. Este método ayuda a separar las pestañas y cubre las que se encuentran más cerca del lagrimal.

4. Con el cepillo de dientes, cepilla las pestañas superiores por el lado inferior, desde la base hasta las puntas. De este modo eliminarás el exceso de máscara y separarás aún más las pestañas. Si las pestañas inferiores tienen aspecto grumoso, cepíllalas también —esta vez desde su cara superior.

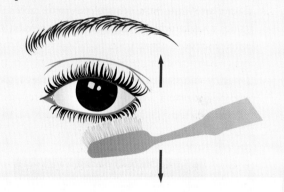

Consejo de profesional

Para sacar mayor partido a tu rizador de pestañas, caliéntalo. Para ello, dirige el chorro de aire caliente de tu secador sobre el rizador durante tres a cinco segundos. Inmediatamente después, riza tus pestañas de un ojo, teniendo cuidado de no tocar la piel con el rizador. A continuación, aplica la máscara como se sugiere más arriba. Después repite la operación en el otro ojo.

TWIGGY (1949-)

OJOS

A mediados de los años 60, en pleno movimiento *youthwake* londinense de minifaldas, botas go-go y una innovadora cultura juvenil, una colegiala de 16 años de nombre Leslie Hornby se convirtió en la sensación del momento. Apodada enseguida Twiggy («ramitas») por su figura menuda, esta modelo superdelgada que llevaba un corte de pelo *pixie* muy corto, labios tenues (v. pág. 16) y unas fantasmales pestañas de muñeca, fue nombrada muy pronto «El rostro del 66» por el diario londinense *Daily Express*.

La imagen de Twiggy era toda ella fresca y única, pero fueron sus pestañas las que realmente marcaron estilo. En las décadas anteriores, se habían llevado las pestañas largas, finas y ligeramente oscurecidas, pero las de Twiggy tenían proporciones caricaturescas. El *look* fue en origen una idea del representante y mentor de Twiggy, Justin de Villeneuve, que se inspiró en las pestañas de una muñeca Kewpi que había tenido su hermana. Pero no era un *look* fácil de alcanzar; más tarde Twiggy admitiría que su maquillaje —que incluía fondo compacto, labios tenues y sus características pestañas— le llevaba 90 concienzudos minutos.

Twiggy y sus pestañas pintadas desencadenaron toda una Twiggy-manía. *Life* y *Newsweek* se hicieron eco del fenómeno y *The New Yorker* publicó retratos de Twiggy

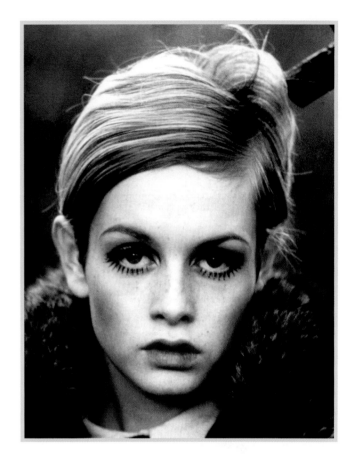

en cerca de 100 páginas solo en 1967. Pero quizá el mayor legado del estilo de Twiggy a la cultura pop fue la creación, ese mismo año, de la Barbie «Twiggy». Había nacido una muñeca que mostraba un *look* cuyo origen era otra muñeca.

Twiggy esencial

- *The Boy Friend* (El novio) (película, 1971)
- *Twiggy's Guide to Looking Good* (guía autobiográfica de estilo, 1986)
- *Twiggy in Black and White* (autobiografía, 1998)

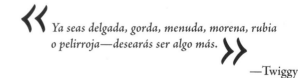

Ya seas delgada, gorda, menuda, morena, rubia o pelirroja—desearás ser algo más.

—Twiggy

PESTAÑAS DE MUÑECA

FUNCIONAN MEJOR EN

Chicas con pestañas largas

ELEMENTOS NECESARIOS

- Pincel delineador de punta fina
- *Eyeliner* negro, líquido o en gel
- Base para pestañas
- Máscara negra
- Tira de pestañas postizas agrupadas entre sí y adhesivo para pestañas (opcional)

TIEMPO REQUERIDO

15 minutos

CÓMO SE HACE

❶ Con el pincel delineador, traza falsas pestañas en la piel por debajo del ojo utilizando el *eyeliner* negro líquido o en gel (las pestañas falsas deben partir de la línea de pestañas verdaderas). Comienza creando pestañas más largas en el ángulo externo del ojo y continúa pintando trazos progresivamente más cortos a medida que avances hacia el ángulo interno.

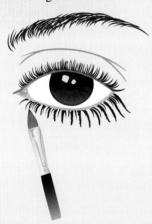

❷ Con el rizador, curva tus pestañas superiores. Sitúa el rizador tan cerca como puedas de la base de las pestañas y riza cada hilera durante 30 segundos.

❸ Aplica la base en las pestañas superiores e inferiores, del mismo modo en el que aplicarías la máscara. (La base alarga las pestañas y te ayuda a que se aglomeren entre sí.)

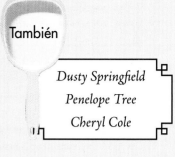

También

Dusty Springfield
Penelope Tree
Cheryl Cole

❹ Estando todavía húmeda la base, aplica 1-2 capas de máscara en ambas hileras de pestañas.

❺ Utiliza la punta del cepillo aplicador de máscara para apelmazar las pestañas superiores en grupos. Si no tienes las pestañas lo suficientemente largas y gruesas para conseguir este efecto, prueba a usar pestañas postizas en el párpado superior. (v. pág. 39 para instrucciones sobre cómo aplicarlas).

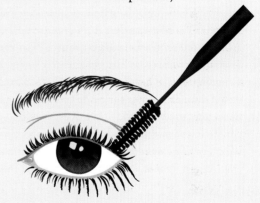

JOAN JETT (1958-)

En 1975, cuando tenía 17 años, Joan Jett se unió a The Runaways, un grupo *rock* de vanguardia integrado solo por chicas que empezaba a circular por los clubs de *rock* de Los Ángeles. Cuando se subía a los escenarios, Joan Jett llevaba un *look* entre duro y glamuroso, mucho maquillaje con brillos y pantalones y chaquetas de cuero. La cantante y guitarrista allanó el camino para que mujeres que vivían el *rock and roll* pudieran medirse con los mejores chicos, y al mismo tiempo, con su estilo chic-roquero, inauguró una nueva tendencia de belleza.

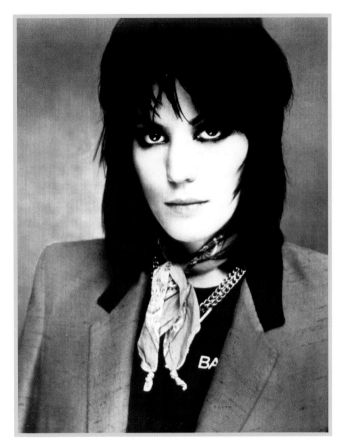

Sin embargo, no se le puede atribuir totalmente a ella el mérito de ser la creadora de los componentes clave de su estilo. En efecto, tomó prestado ese característico corte de pelo despuntado de la leyenda del rock David Bowie y su oscuro maquillaje de ojos ahumados estaba inspirado en iconos de belleza del pasado, como las grandes estrellas de la gran pantalla Ava Gardner y Katherine Herpburn. Pero fue la manera de reinventar estos elementos —incorporando detalles como pañuelos enrollados en las muñecas— y la forma de filtrarlos a través de su agresiva presencia sobre el escenario lo que convirtió ese *look* reciclado en algo nuevo. Su versión del maquillaje de ojos ahumados era particularmente original. Lo que en los años 30 se había considerado un estilo reservado para las seductoras divas de la gran pantalla pasó a ser un *look* de chica mala y provocadora.

Joan Jett esencial

- *I Love Rock and Roll* (álbum, 1981)
- *Joan Jett and The Blackhearts: Live!* (DVD, 2001)
- *The Runaways* (película biográfica, 2010)
- *Joan Jett* (biografía fotográfica, 2010)

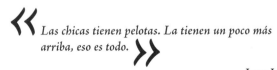

« *Las chicas tienen pelotas. La tienen un poco más arriba, eso es todo.* »

—Joan Jett

OJOS AHUMADOS

FUNCIONAN MEJOR EN
Cualquiera

ELEMENTOS NECESARIOS
- Pincel redondeado para sombra de ojos
- Sombra de ojos base neutra (similar a tu tono de piel)
- Lápiz delineador negro
- Pincel para difuminar
- Sombra de ojos negra
- Pincel corrector
- Corrector
- Máscara negra

CÓMO SE HACE

❶ Con el pincel redondo para ojos, aplica la sombra neutra en el párpado, desde la línea de las pestañas hasta la ceja.

❷ Con el lápiz delineador negro, sigue el borde exterior del párpado superior. Empieza en el ángulo externo del ojo y sigue la línea natural de las pestañas hacia el lagrimal. Repite este paso en la línea inferior de pestañas. Esta línea no tiene que ser muy exacta, pues luego aplicarás encima la sombra de ojos. (Utilizando antes el lápiz te aseguras de conseguir una línea exterior más oscura.)

❸ Con el pincel para difuminar, aplica sombra de ojos negra sobre la rayas que acabas de trazar en los párpados superior e inferior. Las líneas finales deben resultar suaves y difuminadas. Vuelve a aplicar sombra hasta que consigas la intensidad deseada.

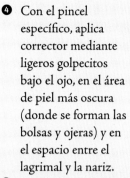

❹ Con el pincel específico, aplica corrector mediante ligeros golpecitos bajo el ojo, en el área de piel más oscura (donde se forman las bolsas y ojeras) y en el espacio entre el lagrimal y la nariz.

También

Ava Gardner
Katherine Hepburn
Beyoncé
Jennifer Lopez

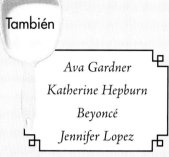

❺ Con la punta del dedo meñique o del índice, date unos golpecitos en la piel donde has aplicado el corrector para fundirlo bien, de modo que no queden líneas que delaten donde acaba el corrector.

❻ Aplica dos ligeras capas de máscara en las pestañas superiores e inferiores. Sujeta la varilla aplicadora verticalmente y mueve la punta de lado a lado y hacia delante y hacia atrás a través de las pestañas, para aplicar la máscara tan cerca del nacimiento de las pestañas como sea posible. Este método te ayudará a separar las pestañas entre sí y cubrirá también las más próximas al lagrimal.

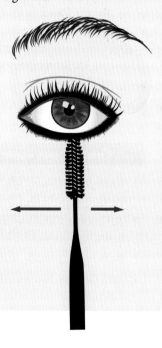

GRACE JONES (1948-)

¿Género masculino o femenino? ¿Cantante o actriz? ¿Modelo o musa? Cuando se trata de Grace Jones, la respuesta puede ser cualquiera. Natural de Jamaica, creció en Nueva York y ha dejado su sello en los anales de la cultura pop por la grabación de cerca de una docena de álbumes *pop-rock*, por su intervención en películas como *Boomerang* (1992) y por desfilar en pasarelas para muy diversas firmas, desde el diseñador de moda Issey Miyake a la marca de ropa Diesel. Pero ya sea en el escenario, en la gran pantalla o en la pasarela, el propósito de Grace Jones siempre ha sido sorprender al mundo con su excéntrico maquillaje, su corte de pelo masculino, alto y recto por arriba, y su estilo en general andrógino.

Como muchas estrellas que han marcado tendencia, los *look* con los que se ha mostrado en público han sido a menudo demasiado extravagantes para ser imitados por la mujer media. Cuando interpretó el papel de la malvada May Day en la película de James Bond *A View to a Kill* (*Panorama para matar*, 1985), Grace Jones apareció maquillada con un rojo de labios hiperrojo, muy intenso. Para la portada de su álbum *Island Life* (1985) posó prácticamente desnuda, con un escultural cuerpo de reluciente figura de ébano. Pero, en sus inicios, había un elemento de su imagen que atraía a sus seguidoras: la sombra de ojos metalizada. La llevó para las portadas de sus álbumes de los años 70

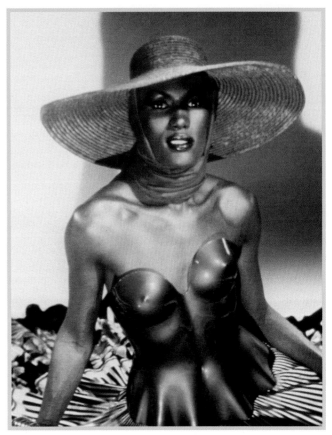

y el *look* influyó en las artistas disco de aquella década, pronosticando al mismo tiempo la moda del neón y de las formas geométricas que dominaría el estilo de los 80. Hoy en día, las sombras metalizadas siguen viéndose en modelos de pasarela con estilos extremos y en chicas a las que les gusta lucir un poco de brillo extra cuando saltan a la pista de baile.

> « En los años setenta y ochenta todos nos divertíamos mucho y, de vez en cuando, realmente llegábamos demasiado lejos. Pero, al final, siempre hacía falta un poco de claridad de pensamiento, mucho trabajo duro y un buen maquillaje para que te consideraran alguien especial. »
>
> —Grace Jones

Grace Jones esencial

- *Grace Jones-Live in NYC* (**concierto grabado, 19871**)
- *A View to a Kill* (**Panorama para matar**) (**película, 1985**)
- *Boomerang* (**película, 1992**)
- *20th Century Masters: Millenium Colection* (**album, 2003**)

SOMBRA DE OJOS METALIZADA

FUNCIONA MEJOR EN
Cualquiera

ELEMENTOS NECESARIOS
- Pincel de punta redondeada para sombra de ojos
- Sombra de ojos neutra mate (similar a tu tono de piel)
- 2 pinceles para pliegues
- Pincel delineador de ojos en bisel
- Sombra de ojos metalizada (cualquier color con brillo, no purpurina)
- Sombra de ojos negra
- Máscara negra

TIEMPO REQUERIDO
5 minutos

CÓMO SE HACE
❶ Con el pincel de punta redondeada, aplica la sombra de ojos neutra mate en el párpado, desde la línea de las pestañas hasta la ceja.

❷ Con un pincel para el pliegue del ojo, aplica la sombra de ojos metalizada en el ángulo externo del ojo, creando un triángulo rectángulo entre la línea de las pestañas y el pliegue.

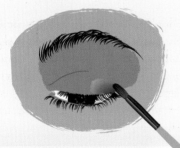

Consejo de profesional

Para que el efecto final sea más intenso, repasa el borde exterior del párpado inferior con sombra negra.

❸ Con el otro pincel para pliegues, funde la sombra neutra con la metálica, difuminando las líneas del triángulo.

❹ Toma un poco de sombra de ojos negra con el pincel para ojos y sacúdelo ligeramente para eliminar cualquier exceso de producto. Repasa con el pincel la línea de pestañas superior, aplicando una capa muy ligera de sombra de ojos negra. Empieza por el ángulo externo del ojo y avanza hacia la nariz, sosteniendo el pincel firmemente de manera que el trazo de sombra sea nítido y definido.

❺ Con el primer pincel para pliegues (el mismo con el que aplicaste la sombra metalizada), aplica un fino velo de sombra negra sobre todo el triángulo metalizado, para apagar un poco la sombra metálica (que sin embargo debe ser visible a través del negro).

También

Alicia Keys
Katy Perry

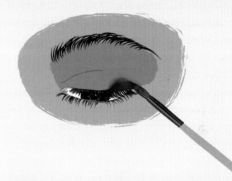

❻ Aplica dos ligeras capas de máscara en las pestañas superiores e inferiores. Sujeta la varilla aplicadora verticalmente y mueve la punta de lado a lado y hacia delante y hacia atrás entre las pestañas, para aplicar la máscara tan cerca de la base como sea posible. Este método ayuda a separar las pestañas y cubre las más próximas al lagrimal (v. la ilustración de pág. 39).

AISHWARYA RAI BACHCHAN (1973-)

En 1994, en un esfuerzo por llevar a su país a la escena mundial, una modelo india de 21 años apenas conocida, Aishwarya Rai, participó en el concurso de Miss Mundo, y ganó. A raíz de esto, empezaron a lloverle ofertas de cine de Bollywood (la floreciente industria cinematográfica de la India), que situaron a la joven belleza en la senda del estrellato mundial. Desde entonces Aishwarya Rai ha aparecido en cerca de 50 películas y se ha convertido en una de las actrices mejor pagadas de la India. En 2003 contrajo matrimonio con el actor Abhishek Bachchan, convirtiéndose en la pareja de Bollywood más popular de la India. Al año siguiente debutó en el cine estadounidense con *Bride and Prejudice* (*Boda y prejuicio*, 2004). Sin embargo, a pesar de su creciente fama en el mundo del cine, son su espléndida belleza y sus atractivos ojos de un color verde-grisáceo los factores que han llevado al público internacional a adorarla abiertamente.

Para atraer la atención sobre sus ojos (que son tan famosos que un fan ha creado toda una página web dedicada a ellos), Aishwarya Rail los delinea a menudo con una raya ultrafina de intenso *eyeliner* oscuro. El *look* resultante, que se ha convertido en su básico de alfombra roja, queda misterioso y sexy. Pero también resulta pulcro y elegante, haciendo que sea un estilo apropiado para una estrella que defiende los valores de su país (se niega a besar a actores en la gran pantalla por lealtad a su marido). A pesar te todo lo

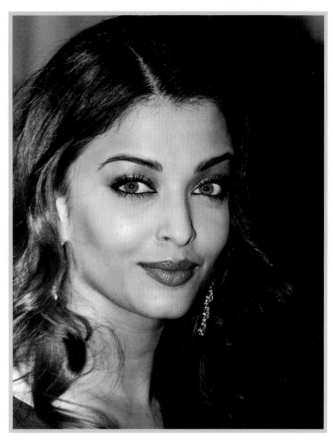

que se hablado de los espectaculares ojos de Aishwarya Rai, ella sabe que, a fin de cuentas, los ojos se usan fundamentalmente para ver y por ello ha anunciado públicamente que los suyos serán donados a la medicina cuando muera.

Aishwarya Rai esencial

- *Devdas* (película, 2002)
- *Bride and Prejudice* (Boda y prejuicio) (película, 2004)
- *The Mistress of Spices* (La joven de las especias) (película, 2005)

« *La vida nos pasa factura a todos. Enfermamos, nos hacemos mayores. Es realmente triste tratar de huir de estas duras realidades de la vida. La imagen no lo es todo. Yo no voy a ser siempre guapa.* »

—Aishwarya Rai Bachchan

RAYA INTENSA Y ULTRAFINA

FUNCIONA MEJOR EN
Cualquiera

ELEMENTOS NECESARIOS
- Lápiz delineador negro (de punta redondeada)
- Bastoncito de algodón
- Máscara negra

TIEMPO REQUERIDO
5 minutos

CÓMO SE HACE

❶ Con el lápiz delineador negro, dibuja el borde interno (línea de agua) de los párpados superior e inferior, en su totalidad.

❷ Delinea la línea de las pestañas (donde arrancan las pestañas) de los párpados superior e inferior. Repite los pasos 1 y 2 hasta que consigas la intensidad deseada.

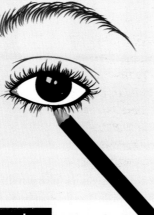

Consejo de profesional

Para conseguir una línea más limpia y mantener tus ojos a salvo de accidentes innecesarios, es conveniente tener mano firme. Para conseguirlo, apoya el meñique en la mejilla, como si fuera el caballete de apoyo de una bicicleta. Usa la mano libre para bajar un poco el párpado inferior. De este modo abrirás el ojo y evitarás el parpadeo. Por último, cuando repases la línea de agua de tu párpado superior, mira hacia abajo —de este modo te resultará más fácil dibujar una línea limpia.

❸ Con el bastoncillo de algodón, elimina suavemente cualquier trazo que se salga de la línea de las pestañas, tanto en el párpado superior como en el inferior.

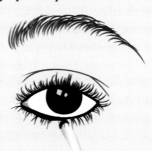

❹ Aplica 1-2 capas ligeras de máscara en las pestañas superiores e inferiores. Sostén la varilla aplicadora verticalmente y mueve la punta del cepillo de lado a lado y hacia delante y hacia atrás a través de las pestañas, para aplicar máscara tan cerca como sea posible del la línea de las pestañas. Este método ayuda a separar las pestañas y a cubrir las del ángulo interno del ojo.

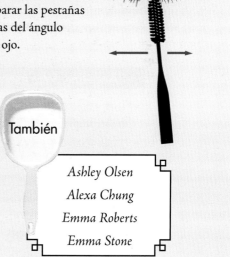

También

Ashley Olsen
Alexa Chung
Emma Roberts
Emma Stone

ANGELINA JOLIE (1975-)

Mujer de mundo con un estilo de vida algo nómada, aunque sin renunciar a los lujos, casada con el apuesto artista de cine Bratt Pitt y madre de tres niños adoptados de distintas nacionalidades y tres hijos biológicos, Angelina Jolie es conocida por su naturaleza intrépida, tanto dentro como fuera de la pantalla. Ha interpretado papeles de mujeres de armas tomar en películas de acción como *Lara Croft: Tomb Raider* (2001), *Mr. and Mrs. Smith (Sr. y Sra. Smith)* (2005) y *Salt* (2010). Cuando no está actuando, la estrella cinematográfica conduce motos, pilota avionetas y participa en acciones de ayuda humanitaria en países azotados por la guerra. De modo que no es de sorprender que haya convertido el estilo de maquillaje de ojos de gato en un básico de su imagen de alfombra roja. En efecto, es un *look* que refleja a la perfección las cualidades felinas de curiosidad, gracia y espíritu aventurero.

Ya sabemos que Angelina Jolie no fue quien inventó este tipo de maquillaje. Una larga lista de bellezas lo han llevado antes que ella: Barbara Eden en *I Dream of Jeannie (Mi Bella genio)* (1965-70), Brigitte Bardot en *Le Mépris (El desprecio)* (1963) y Anne Bancroft en *The Graduate (El Graduado)* (1967), por nombrar algunas. Pero los ojos de gato

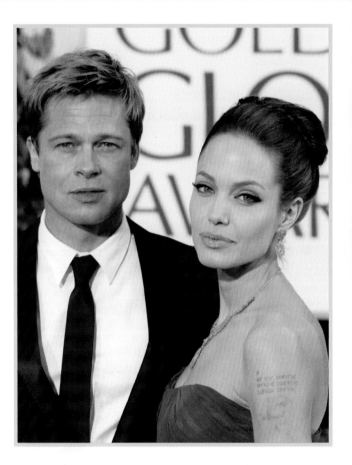

de Angelina Jolie son diferentes, no solo porque la actriz traza una línea más fina, supersutil, sino también porque aporta al *look* su propio aire atrevido, posfeminista y ultramoderno.

Angelina Jolie esencial

- *Girl, Interrupted* (**Inocencia Interrumpida**) **(película, 1999)**
- *Tomb Raider: Lara Croft:* **(película, 2001)**
- *Notes From My Travels* (**crónica autobiográfica de sus viajes, 2003**)
- *Mr. and Mrs. Smith* (**Sr. y Sra. Smith**) **(película, 2005)**
- *Salt* (**película, 2010**)

« *Si preguntas a la gente qué es lo que siempre quisieron hacer, te das cuenta de que la mayoría no lo han hecho. Eso me rompe el corazón.* »

—Angelina Jolie

OJOS DE GATO

FUNCIONAN MEJOR EN
Cualquiera

ELEMENTOS NECESARIOS
• *Eyeliner* líquido negro (con aplicador)

TIEMPO REQUERIDO
10 minutos

CÓMO SE HACE

❶ Inclina un poco la cabeza hacia atrás de manera que, cuando te mires al espejo, resulte como si tu imagen reflejada estuviera mirando hacia abajo. De este modo puedes ver lo que estás haciendo mientras aplicas el delineador, sin tener que cerrar el ojo. Además, así el párpado queda más liso; un ojo cerrado se arruga demasiado para poder aplicar el *eyeliner*.

❷ Con el *eyeliner* líquido (utilizando su aplicador incorporado), traza una línea entre mediana y gruesa a lo largo de la mitad externa de la línea superior de pestañas. Para hacerlo, comienza en el centro del párpado y avanza hacia el ángulo externo del ojo. (Si el aplicador está demasiado cargado, límpialo un poco sobre el dorso de la mano.) Justo antes de llegar al ángulo del ojo, prolonga un poco la línea más allá del ángulo, ligeramente hacia arriba. (Puedes llevar esta línea tan lejos como quieras, aunque lo más corriente

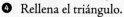

También

Sophia Loren
Brigitte Bardot
Zandra Rhodes
Leighton Meester

es que la extiendas unos 5 o 6 milímetros.) Esto abrirá tu ojo y evitará la sensación de ojos caídos.

❸ Con el *eyeliner* líquido, une el punto final de la línea que acabas de trazar con el extremo lateral de la línea de pestañas inferiores, creando un triángulo.

❹ Rellena el triángulo.

❺ Sitúa la punta del aplicador de *eyeliner* líquido en el centro del párpado superior, en el punto en el que empezaste en el paso 2, y completa la línea, avanzando hacia el ángulo interno del ojo.

❻ Delinea con el *eyeliner* líquido el borde exterior de la línea inferior de pestañas. Para hacerlo, comienza en el centro de la línea de pestañas y avanza hacia el ángulo externo del ojo. Después, sitúa el aplicador del *eyeliner* en el punto en el que comenzaste la línea y complétala hacia el ángulo interno del ojo.

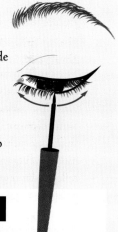

Consejo de profesional

El delineador líquido se seca y deja mancha bastante rápidamente. Para borrar cualquier error cuando lo apliques, ten a mano bastoncillos de algodón y desmaquillante de ojos.

Consejo de profesional

Para conseguir la misma imagen con un utensilio más fácil de usar, prueba a utilizar un lápiz delineador de ojo al que acabes de sacar punta, en lugar del delineador líquido. Cuando delinees tus ojos, pinta pequeños puntos (lo suficientemente cerca para que se toquen entre sí) a lo largo de la línea superior de pestañas. Cuando llegues al final de tu línea natural de pestañas, inclina hacia arriba el trazo en un ángulo de 45 grados y prolóngalo unos 6 milímetros.

CHER (1946-)

Cantante y actriz, Cher pisó por primera vez un escenario con 18 años, cuando formó con su marido Sonny Bono, de 29, el dúo musical Sonny and Cher. Durante los nueve años que cantaron juntos, desde 1965 hasta 1974, grabaron un buen número de éxitos —el más famoso, sin duda, el clásico «I Got You Babe»— y presentaron un famoso programa de variedades de la televisión estadounidense, *The Sonny and Cher Comedy Hour*. Todas las semanas, los espectadores sintonizaban el canal para ver a Cher con sus llamativos *loosk*, muchos de ellos creados por el famoso diseñador de vestuario y colaborador de Cher durante mucho tiempo, Bob Mackie. Los atuendos incluían chalecos de piel, tocados con brillos para la cabeza y vestidos cuajados de lentejuelas. Cher era ya algo más que una presentadora: se había convertido en un referente de moda, eso sí, algo llamativa.

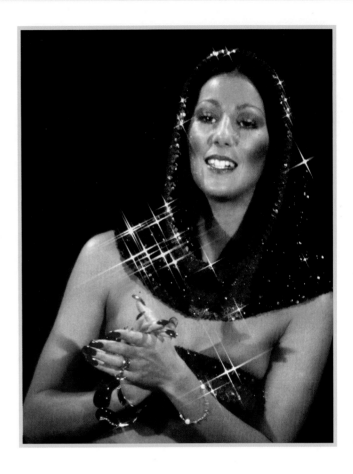

Más tarde alcanzó el éxito como artista musical en solitario y también como actriz (en 1987 ganó un Oscar por su papel en *Hechizo de luna*), pero aunque se movía entre la comedia y la intelectualidad, nunca abandonó su amor por el *glamour* y el brillo. Sus modelos fueron siempre delirantes y el maquillaje reflejaba su sentido de la moda. Sombra de ojos azul brillante con destellos y párpados cargados de *gloss* se convirtieron en sinónimo del estilo Cher. Este estilo de maquillaje de ojos llegó a ser tan popular que en la actualidad compañías de cosméticos producen *gloss* salpicado de color para aquellas chicas que quieren reproducir el *look* de forma sencilla.

Cher esencial

- *Gypsys, Tramps and Thieves* (álbum, 1971)
- *The Witches of Eastwick* (Las brujas de Eastwick) (película, 1987)
- *Moonstruck* (*Hechizo de luna*) (película, 1987)
- *The First Time* (memorias, 1999)
- *Burlesque* (película, 2010)

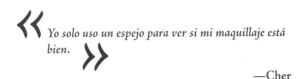

❮❮ *Yo solo uso un espejo para ver si mi maquillaje está bien.* ❯❯

—Cher

PÁRPADOS EFECTO *GLOSS*

FUNCIONAN MEJOR EN
Cualquiera

ELEMENTOS NECESARIOS
- Pincel de punta redondeada para sombra de ojos
- Sombra de ojos (cualquier tono)
- Lápiz delineador de un tono similar al de la sombra (negro con sombra gris, cobalto, o delineador azul marino con sombra azul)
- Pincel para corrector
- Bálsamo labial suave y transparente, sin sabor (en tarrito, no en barra)

TIEMPO REQUERIDO
10 minutos

CÓMO SE HACE
❶ Con el pincel de punta redondeada, aplica la sombra en el párpado, desde la línea de las pestañas hasta el pliegue.

❷ Con el lápiz delineador, procede a delinear el borde externo de tu párpado superior. Comienza en el centro de la línea de pestañas y traza una raya de grosor medio hacia el ángulo externo del ojo. Después vuelve al punto medio en el que empezaste y traza una línea de grosor medio hacia el lagrimal. (La línea será más precisa si sigues estos dos pasos, en lugar de trazar y una sola línea larga.)

❸ Aplica dos capas ligeras de máscara en las pestañas superiores e inferiores. Sujeta la varilla aplicadora verticalmente y mueve el extremo del cepillito de lado a lado y hacia delante y hacia atrás para aplicar la máscara tan cerca de la base de las pestañas como sea posible. Este método te ayudará a separar las pestañas y a cubrir las más próximas al lagrimal. Si lo deseas, aplica pestañas postizas (v. pág. 39).

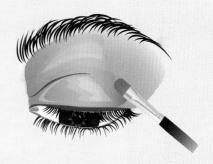

❹ Con el pincel para corrector, aplica bálsamo de labios transparente en el párpado, desde la línea de las pestañas hasta al ceja.

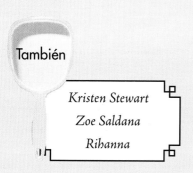

También

> Kristen Stewart
> Zoe Saldana
> Rihanna

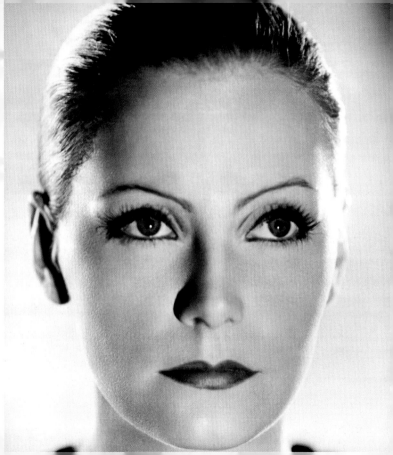

CEJAS

Cuando queremos saber si alguien está sorprendido, preocupado, confundido o enfadado, miramos los elementos de máxima expresión del rostro: las cejas. Estas líneas de pelo no solo separan el área del ojo de la frente, sino que además revelan lo que una persona siente, sin intervenir la palabra. De modo que tiene sentido que dediquemos tanto tiempo a su cuidado. Sin embargo, el acto de arreglarse las cejas no es nuevo. Ya en la antigüedad, las mujeres de Egipto, Roma y Grecia, así como las damas inglesas del período victoriano, sometían a sus cejas a drásticos procedimientos. En tiempos más modernos grandes bellezas icónicas han sorprendido a sus *fans* con todo tipo de estilos, desde cejas pobladas (Brooke Shields, pág. 62) hasta cejas delicadas (Kate Moss, pág. 56), o han sido tan audaces que han optado por depilárselas totalmente (Sophia Loren, pág. 40) para dibujarlas después a su gusto. Y aunque las tendencias modernas cambian casi de un día para otro, imponiendo hoy unas cejas ligeras y mañana unas cejas pobladas, una cosa es segura: depilar y dibujar son gestos de estética que llegaron para quedarse.

KATE MOSS (1974-)

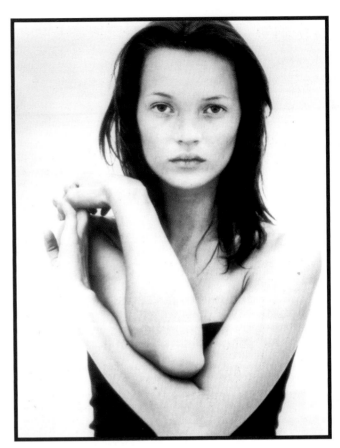

Modelo adolescente de rasgos delicados, cabello lacio y figura menuda (una estatura de 1,70 m corresponde a una modelo baja para los estándares actuales), Kate Moss saltó a la fama a principios de los años 90, cuando su carrera como modelo se vio catapultada por el diseñador Calvin Klein. Muy pronto se la empezó a ver por todas partes, en las páginas de las revistas, en los anuncios gigantes de Times Square y en la televisión, representando a uno de los nombres más reconocidos en el mundo de la moda.

Tanto si aparecía como modelo de vaqueros en un anuncio de televisión como totalmente desnuda para la publicidad de la fragancia Obsession de la firma, Kate Moss siempre se mostraba con tenues y delicadas cejas. Esta imagen, junto con su delgadísima figura, la situaron en la senda del estilo «heroin-chic» que dominaba la escena *rock grunge* de los años 90 y del aire minimalista que caracterizaría la década. Chicas de todo el mundo empezaron a depilarse las cejas hasta reducirlas a la mínima expresión. (Algunas lo hacían con frecuencia excesiva y aprendieron en primera persona que las cejas no siempre vuelven a crecer después de depilarlas en exceso.) Kate pasó a ser conocida por su innovador estilo *high/low* (mezcla de ropa de bajo coste y prendas única de diseñador), por

las colecciones de ropa y bolsos diseñadas por ella misma para Topshop y Longchamp y por su intensa vida como habitual de las fiestas. Pero siempre se la recordará por la delicadeza de su figura y de sus cejas ultradepiladas.

Kate Moss esencial

- *Kate: The Kat Moss Book* (autobiografía fotográfica, 1997)
- «I Just Don't Know What To Do With Myself» (vídeo musical de White Stripes, 2003)
- *Kate Moss: Style* (libro de moda, 2008)
- *Kate Moss* (libro de fotografías, 2010)

« *La gente piensa que el éxito es simplemente cuestión de tener una cara bonita. Pero es muy fácil que te utilicen y te den de lado. Tienes que llevar la delantera en el juego para poder seguir en él.* »
—Kate Moss

CEJAS SUAVES

FUNCIONAN MEJOR EN
Caras con rasgos delicados

ELEMENTOS NECESARIOS
- Brocha para polvos
- Polvos (sueltos o compactos)
- Lápiz delineador de ojos marrón claro
- Pinzas para depilar

TIEMPO REQUERIDO
8 minutos

CÓMO SE HACE
❶ Carga con una pequeña cantidad de polvos la brocha y sacúdela un poco para eliminar cualquier exceso. Pasa la brocha por las cejas y la piel de alrededor. Este gesto evitará que los pelos se peguen a la piel, de modo que puedas arrancarlos más fácilmente.

❷ Con el pincel delineador de ojos marrón claro, traza una línea a lo largo de toda la longitud de la base de la ceja.

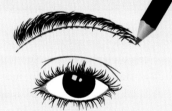

❸ Con las pinzas, elimina todos los pelos que caigan sobre la línea trazada, así como cualquier pelo perdido por debajo de la misma. Arranca los pelos siguiendo su dirección de crecimiento, para que salgan de raíz y no se rompan a ras de piel.

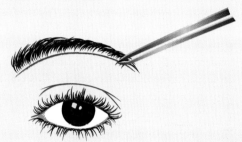

❹ Arranca cualquier pelo suelto que crezca por encima de la línea de la ceja y que claramente no acompañe al resto de la ceja (pero hazlo con moderación, dejando intacta la forma natural de la parte superior de la ceja).

❺ Si te parece que tus cejas siguen siendo demasiado espesas, repite el paso 2, trazando una línea justo en la base de tu ceja recién depilada, y después repite el paso 3. Pero ten cuidado de no excederte en la depilación y de respetar la forma natural de tus cejas.

También

Winona Ryder
Gwyneth Paltrow
Chloë Sevigny
Amber Valletta

Consejo de profesional

Para evitar una depilación excesiva, procede despacio y de manera conservadora. Es más difícil reparar unas cejas depiladas en exceso que unas cejas poco depiladas y, además, ten en cuenta que el pelo de las cejas no siempre vuelve a crecer si ha sido arrancado muchas veces. Si no estás segura de cuánto depilarte, deja que un profesional se encargue de dar forma a tus cejas y después simplemente mantén en casa ese look. Utiliza pinzas en lugar de cera, pues permiten una mayor precisión.

MARLENE DIETRICH (1901-1992)

En 1930, tras alcanzar el éxito como actriz en su Alemania natal, Marlene Dietrich se trasladó a Estados Unidos para trabajar con la Paramount. Pronto se convirtió en una gran estrella de Hollywood y, en la década de 1930, protagonizó siete películas de la mano del aclamado director de cine Josef von Sternberg. Fue la primera actriz de origen alemán nominada para los Oscar y condecorada en 1947 con la Medalla de la Libertad del Departamento de Guerra de Estados Unidos por negarse a trabajar para la industria cinematográfica nazi y por prestarse para entretener a las tropas estadounidenses. Pero la actriz fue también una innovadora en materia de belleza; mientras que la mayor parte de las estrellas de su época se conformaban con que alguien las maquillara, Marlene Dietrich creó su propio maquillaje, inventando todo un arsenal de hábiles técnicas que más tarde influirían en artistas del maquillaje profesional.

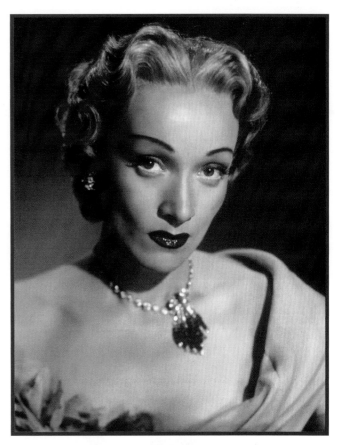

Una de esas técnicas de maquillaje consistía en quemar una cerilla, mojarla en aceite para niños y aplicarla sobre el párpado para crear una primera sombra de ojos. Este gesto impulsó a grandes figuras del mundo de la cosmética a crear las sombras de ojos en polvo que se utilizan hoy en día. La actriz alemana también solía pintarse una línea blanca de maquillaje, de arriba abajo, en el puente de la nariz, para que pareciera más fina, truco que sigue utilizándose aún hoy aunque con productos de maquillaje que iluminan. Y para dar más expresión a sus cejas naturales, Marlene Dietrich las rellenaba con un lápiz oscuro. No todos los trucos caseros de la actriz (como chupar limones para tensar los músculos de la boca) resistieron el paso del tiempo. Pero se puede afirmar que la mayor parte de sus innovadoras técnicas tuvieron un efecto importante en el mundo de la estética.

Marlene Dietrich esencial

- *The Blue Angel* (El ángel azul) (película, 1930)
- *Morocco* (Marruecos) película, 1930)
- *Shangai Express* (El Expreso de Shangai) (película, 1932)

« *La relación entre el maquillador y el actor es la de los cómplices de un crimen.* »
—Marlene Dietrich

CEJAS OSCURECIDAS

FUNCIONAN MEJOR EN
Cualquiera

ELEMENTOS NECESARIOS
- Pinzas para depilar
- Lápiz marrón (un tono más claro que tus cejas)
- Fijador de cejas transparente
- Cepillo redondo o aplicador de máscara limpio

TIEMPO REQUERIDO
3 minutos

CÓMO SE HACE
❶ Depílate las cejas como lo harías normalmente para adaptarlas a la forma de tu cara y tus ojos. Arranca los pelos en la dirección de crecimiento del pelo para extraer los pelos de raíz y no romperlos a ras de piel. (Si nunca lo has hecho antes, considera la posibilidad de que un profesional te arregle las cejas en un salón de belleza).

❷ Con el lápiz para cejas, comienza por el extremo interno de la ceja (la parte más cerca de la nariz) y traza una línea a lo largo del arco superior de la ceja, hasta el extremo próximo a la sien.

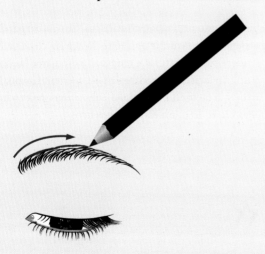

❸ Mediante breves trazos, rellena la ceja entre los puntos de crecimiento natural del pelo, con movimientos cortos y verticales. Esto creará un aspecto de cejas densas, más pronunciadas.

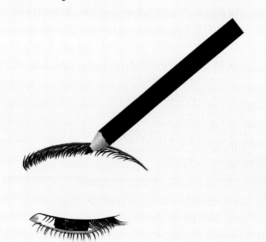

❹ Utiliza el cepillito redondo o el aplicador de máscara limpio para peinar las cejas y suavizar los trazos de lápiz que acabas de realizar. De esta manera el relleno tendrá un aspecto más natural. (Si deseas que tus cejas tengan unos bordes más definidos, puedes saltarte este paso).

❺ Aplica el fijador de cejas para mantener el *look*.

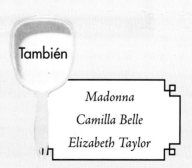

También

Madonna
Camilla Belle
Elizabeth Taylor

GRETA GARBO (1905-1990)

Cuando, en 1925, la emergente actriz sueca Greta Garbo llegó a Hollywood para protagonizar películas para la Metro Goldwyn Mayer, en la industria cinematográfica sueca ya se había establecido como una figura destacada. Pero para asegurarse de que daría la talla en pantalla en su debut americano en *Torrent* (*Entre naranjos*) (1926), visitó al rey del maquillaje de Hollywood, Max Factor. El reconocido maquillador se puso inmediatamente manos a la obra para esculpir sus gruesas y descuidadas cejas. En primer lugar las depiló por completo y después dibujó unos finos arcos altos que atraían la atención sobre sus ojos.

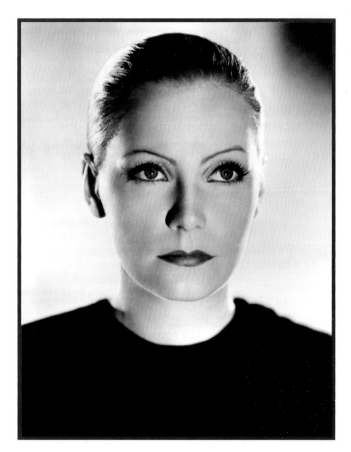

La transformación ayudó a Greta Garbo a convertirse en la actriz más popular de los años 20 y 30 —y también en una de las mujeres mejor pagadas de Estados Unidos. Al tiempo que era elogiada por sus habilidades interpretativas (se dice que inventó la técnica de actuación conocida como Método), gran parte de su éxito de taquilla se debió a que la gente adoraba su belleza atemporal y su seductora mirada. Las cejas de Greta Garbo, y sus ojos, causaron gran revuelo entre el público. Antes del gran éxito de la estrella, las mujeres consideraban que el maquillaje de ojos era inútil y se centraban fundamentalmente en los labios cuando utilizaban cosméticos. Sin embargo, el *look* distinguido de la actriz animó incluso a las chicas más partidarias de lo natural a empezar a dibujarse las cejas y a utilizar máscara y sombra de ojos. Greta Garbo, Max Factor y la factoría Hollywood habían inaugurado una nueva era en lo que a estética se refiere.

Greta Garbo esencial

- *The Temptress* (La tierra de todos) (película, 1926)
- *Grand Hotel* (Gran Hotel) (película, 1932)
- *Anna Karenina* (película, 1935)
- *Camille* (Margarita Gautier) (película, 1936)
- *Conversations with Greta Garbo* (libro, 1992)

« *No quiero ser una ridícula seductora. No veo qué sentido tiene vestirse y no hacer nada más que seducir a los hombres en imágenes.* »
—Greta Garbo

CEJAS FINAS Y ARQUEADAS

FUNCIONAN MEJOR EN
Ojos grandes y redondos

ELEMENTOS NECESARIOS
- Lápiz de un color similar al de tus cejas (de punta afilada pero ligeramente roma)
- Pinzas para depilar
- Desmaquillante de ojos
- Bastoncillo de algodón
- Fijador de cejas transparente
- Cepillito redondo (opcional, v. Consejo de profesional)

TIEMPO REQUERIDO
20 minutos (menos tiempo si ya has dado alguna vez forma a tus cejas)

CÓMO SE HACE
❶ Con el lápiz de ojos, traza una línea formando un arco redondo, justo sobre el borde superior de una ceja. La línea debe ser fina y uniforme, adelgazándose solo un poco al acercarse al final de la ceja (la parte más próxima a la oreja). Repite con la otra ceja. Asegúrate de que ambas cejas quedan uniformes.

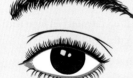

❷ Con las pinzas, elimina todo los pelos que no queden sobre la línea dibujada o pegados a ella. (Greta Grabo se depiló las cejas totalmente, pero ese *look* es demasiado duro para la mayoría de las mujeres; deberás dejar una fina línea de pelo). Arranca los pelos en la dirección de su crecimiento, para quitarlos de raíz y no partirlos a ras de piel.

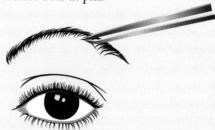

❸ Limpia la línea trazada con un bastoncillo de algodón y desmaquillante de ojos.

❹ Con el lápiz para las cejas, dibuja una nueva línea a través de los pelos de tus nuevas cejas recién arregladas, para que el aspecto final sea limpio y nítido.

❺ Aplica el fijador de cejas para mantener el *look*.

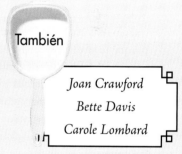

También

Joan Crawford
Bette Davis
Carole Lombard

Consejo de profesional
Este es un look divertido para alguna ocasión, pero no lo mantengas durante mucho tiempo. A algunas mujeres, el pelo de las cejas no vuelve a crecerles si han abusado de la depilación.

Consejo de profesional

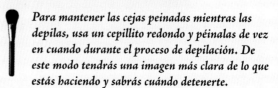

Para mantener las cejas peinadas mientras las depilas, usa un cepillito redondo y péinalas de vez en cuando durante el proceso de depilación. De este modo tendrás una imagen más clara de lo que estás haciendo y sabrás cuándo detenerte.

BROOKE SHIELDS (1965-)

Brooke Shields comenzó su carrera como modelo con apenas 11 meses de edad, cuando apareció en televisión en anuncios de jabón de la marca Ivory. El salto a la fama se produjo, sin embargo, a los 12 años, con la interpretación para el cine del papel de una niña prostituta en la controvertida película *Pretty Baby* (1978). Los espectadores quedaron cautivados por su joven rostro, sus pronunciados pómulos y sus cejas pobladas y despeinadas, que muy pronto se convirtieron en sus atributos más famosos.

El papel de *Pretty Baby* multiplicó su fama y muy pronto su imagen estaba en todas partes. En el año 1981 apareció en más de 30 portadas de revistas y fue fotografiada para una campaña de vaqueros de Calvin Klein algo subida de tono para su edad. El destacado diseñador eligió personalmente a Brooke Shields para esta campaña, que por otra parte sería el trabajo más memorable en su carrera como modelo, porque la joven proyectaba una imagen que era una mezcla perfecta de masculinidad y feminidad: cejas pobladas y poco arqueadas y unos hombros anchos eran sus rasgos más masculinos, mientras que los ojos, los pómulos y los labios componían un *look* delicado y muy femenino. El instinto de Calvin Klein y el momento resultaron perfectos. Tras la aparición de Brooke Shields en los anuncios de televisión, en *topless* y diciendo «Nothing gets between me and my Calvins» («Nada se interpone entre mis Calvin y yo»), las ventas de vaqueros de la firma se dispararon un 300 por cien. Pero las mujeres de todo el mundo no solo se lanzaron a comprar pantalones. También se deshicieron de sus pinzas de depilar y empezaron a llevar sus cejas naturales para emular la esencia de Brooke Shields.

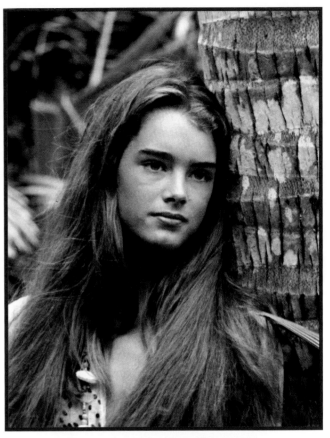

Brooke Shields esencial

- *Pretty Baby* (película, 1978)
- *The Blue Lagoon* (El lago azul) (película, 1980)
- *Endless Love* (Amor sin fin) (película, 1981)
- *On Your Own* (Autobiografía, 1985)

« *No dejes pasar un minuto sin ser feliz. Si una ventana se cierra, corre a la siguiente —o echa abajo una puerta.* **»**

—Brooke Shields

CEJAS NATURALES Y DENSAS

FUNCIONAN MEJOR EN
Cejas gruesas

ELEMENTOS NECESARIOS
- Lápiz normal de escritura
- Lápiz para cejas
- Pinzas de depilar
- Desmaquillante de ojos
- Fijador para cejas con cepillo

TIEMPO REQUERIDO
5 minutos

CÓMO SE HACE

❶ Sostén el lápiz de eescritura verticalmente delante de tu cara, a un lado de uno de los bordes de la nariz. Mira el punto en el que el lápiz toca la línea de la ceja y, con el lápiz para cejas, haz una marca en ese punto. (Realiza la marca por el lado del lápiz más próximo al centro de la cara.) Esta marca sirve como indicador de dónde deberás dejar de depilar cuando estés eliminando pelos entre los ojos. Repite al otro lado de la nariz, marcando la otra ceja.

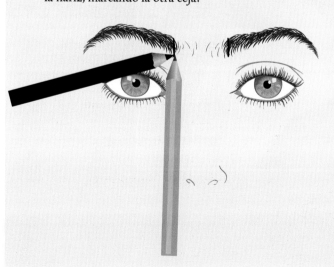

❷ Elimina los pelos oscuros entre las dos marcas realizadas. Arráncalos en la dirección de su crecimiento, para extraerlos de raíz en lugar de cortarlos a ras de piel.

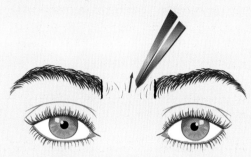

❸ Con el desmaquillante de ojos, borra las marcas que hiciste con el lápiz.

❹ Con el cepillo del fijador de cejas, peina la ceja hacia arriba en la parte más próxima a la nariz. Después peina la ceja hacia fuera según avances hacia la sien.

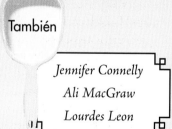

También

Jennifer Connelly
Ali MacGraw
Lourdes Leon

Consejo de profesional

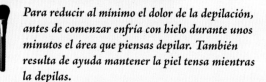

Para reducir al mínimo el dolor de la depilación, antes de comenzar enfría con hielo durante unos minutos el área que piensas depilar. También resulta de ayuda mantener la piel tensa mientras la depilas.

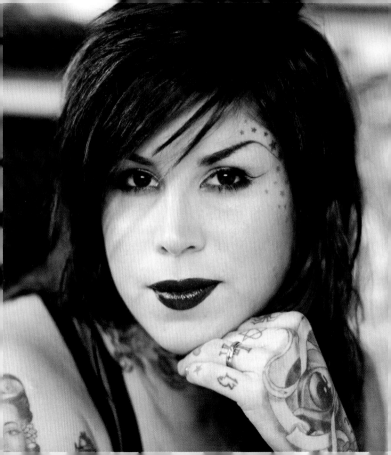

PIEL Y ROSTRO

A veces solo pensamos en el maquillaje a corta distancia, como cuando ponemos todo el énfasis en los ojos, los labios o las cejas. Pero también es importante tener una visión más amplia, una visión del rostro completo. Todo comienza con una base impecable (Iman, pág. 78), que te ayudará a lucir una tez de aspecto perfecto. Después, por supuesto, hay que tener en cuenta las distintas maneras en las que puedes esculpir tus pómulos utilizando colorete. Y si quieres ser creativa, puedes conseguir una imagen magistral, como el maquillaje muy natural, efecto «no maquillada», de Kate Winslet (pág. 74) o el maquillaje etéreo de Uma Thurman (pág. 80). Algunas mujeres incluso decoran su rostro como si fuera una pieza de arte moderno, como Kat Von D y sus delicados tatuajes en la cara (pág. 76). Realmente la cara es tu base y tu «área de juegos» y, gracias a las revolucionarias novedades de la industria cosmética moderna, disponemos de un arsenal sin fin de productos para ocultar manchas, oscurecer y aclarar el tono de piel y decorar el rostro a nuestro gusto.

CINDY CRAWFORD (1966-)

Cuando Cindy Crawford entró en el mundo de la moda, los agentes le aconsejaron que se quitara un lunar que tenía en la cara, a un lado de la boca. Eran los años 80, una época en la que en Estados Unidos el estándar de belleza era la típica chica mona tipo Christie Brinkley (véase pag. 26) y los lunares eran considerados imperfecciones y nada a la moda. Pero la modelo se negó a quitárselo y siguió luciéndolo como lo que era: un *sexy* sello personal.

El instinto de Cindy Crawford no se equivocó: la gente de la industria de la moda que no soportaba su lunar pasó a enamorarse de él. En los años 80 y 90 se convirtió en una supermodelo que ganaba más de 20.000 dólares al día y, junto con Madonna, fue la chica más fotografiada para portadas de publicaciones en aquellos años.

Muy pronto, la popularidad llevó a la modelo estadounidense a la primera línea de la moda. Georges Marciano, diseñador de la firma Guess, empezó a presentar a modelos con lunares falsos y los profesionales del *piercing* ofrecían a las mujeres el denominado «chrome Crawford», justo sobre el labio superior. La decisión de la modelo de mantenerse fiel a su aspecto natural cambió el modo de ver las cosas. Y su nombre, al día de hoy, sigue asociándose a su atractivo lunar.

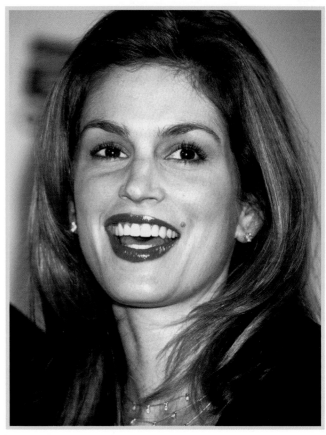

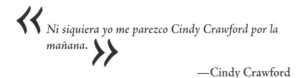

« *Ni siquiera yo me parezco Cindy Crawford por la mañana.* **»**

—Cindy Crawford

Cindy Crawford esencial

- *Cindy Crawford Shape Your Body Workout* (vídeo, 1992)
- *Fair Game* (Caza a la espía) (película, 1995)
- *Cindy Crawford's Basic Face* (libro, 1996)
- *Beautopia* (documental, 1998)

LUNAR

FUNCIONA MEJOR EN
Cualquiera

ELEMENTOS NECESARIOS
- Delineador líquido o en lápiz, negro o marrón/negro
- Pincel delineador de punta fina
- Brocha para polvos
- Polvos translúcidos (sueltos o compactos)

TIEMPO REQUERIDO
4 minutos

CÓMO SE HACE
1. Elige el lugar en el que deseas situar el lunar. Suelen pintarse a un lado del labio superior o encima de este, cerca de la nariz.
2. Decide si deseas utilizar delineador líquido o en lápiz. Si utilizas un lápiz, comprueba que la punta no sea demasiado puntiaguda. Si utilizas delineador líquido, asegúrate de que sea resistente al agua y de que el pincel no esté cargado en exceso de producto cuando vayas a aplicarlo.

También

Madonna
Jean Harlow
Dita Von Teese
Marilyn Monroe

Con **delineador en lápiz:**
1. Posa la punta del lápiz sobre la cara y gíralo entre las punta de los dedos.
2. Retira el lápiz de la cara.

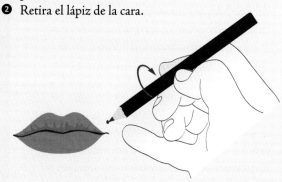

Con **delineador líquido:**
1. Aplica el delineador suavemente en forma de pequeño punto en la cara (ten cuidado y no lo hagas demasiado grande). Espera hasta que el líquido esté seco y vuelve a aplicar el delineador. Puedes repetir este paso hasta que estés satisfecha con el tono más o menos oscuro de tu lunar.
2. Cuando el delineador esté seco, aplica sobre el lunar polvos translúcidos para fijarlo.

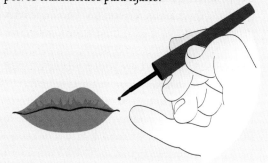

Consejo de profesional

Para aportar equilibrio a tu bonito lunar, utiliza un color de labios vivo, un truco empleado por todas las mujeres, desde Dolly Parton (pág. 88) hasta Marilyn Monroe (pág. 22).

Consejo de profesional

Si quieres que la gente piense que es auténtico, dibuja siempre el lunar en el mismo punto.

COURTNEY LOVE (1965-)

La artista Courtney Love se dio a conocer dentro del movimiento *grunge* como la descarada novia del líder de Nirvana, Kurt Cobain. Esta relación lanzó rápidamente su carrera musical como vocalista de la banda de *rock* Hole. Con su autodenominado *look kinderwhore* —que consistía en picardías rasgados sobre medias de rejilla rotas y cabello desaliñado con pasadores de niña— combinaba las cualidades de joven y dulce con los atributos de dura y temeraria. Para rematar sus atuendos, llevaba un maquillaje caótico: pintura rosa en las mejillas, máscara grumosa en las pestañas y barra de labios corrida.

Pero el desaliñado maquillaje de Courtney Love y la ropa rasgada no eran sinónimo de que a la artista no le interesara el glamour. A pesar de su rebeldía en relación con los estándares tradicionales de belleza, solía aplicarse un fondo de maquillaje y barra de labios. Solo que no quería que se notara que se arreglaba. El suyo era un *look* que gritaba: «Tengo cosas mejores que hacer que retocarme los labios».

Más tarde, Courtney Love se desharía de su imagen original para sustituirla por otra más refinada y mejor compuesta, pero su caótico maquillaje perduraría como estilo favorito en las fiestas de los Club Kids de los 90. Courtney Love se burlaba de la idea de precisión y perfección y quienes siguen sus pasos hacen lo mismo.

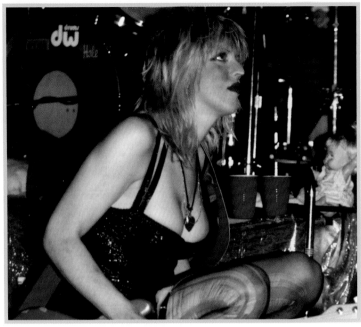

Courtney Love esencial

- *Sid and Nancy* (película, 1986)
- *The People vs. Larry Flynt* (El escándalo de Larry Flynt) (película, 1996)
- *Dirty Blonde: The Diaries of Courtney Love* (álbum autobiográfico de recortes, 2006)

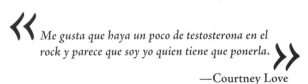

Me gusta que haya un poco de testosterona en el rock y parece que soy yo quien tiene que ponerla.

—Courtney Love

MAQUILLAJE CORRIDO

FUNCIONA MEJOR EN
Cualquiera

ELEMENTOS NECESARIOS
- *Eyeliner* líquido negro
- Máscara negra
- Colorete en crema
- Barra de labios roja

TIEMPO REQUERIDO
10 minutos

CÓMO SE HACE

❶ Con el *eyeliner*, repasa los bordes externos de tus párpados superior e inferior, comenzando en el lagrimal y siguiendo la línea de las pestañas hasta el ángulo externo. Deja que la línea sea imperfecta.

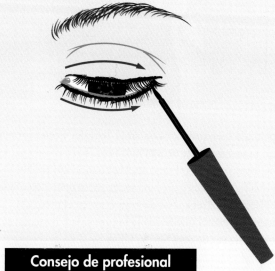

❷ Aplica tres capas de máscara en las pestañas superiores y dos capas en las inferiores (no hace falta que las dejes secar entre aplicaciones). Quedarán un poco grumosas, pero esto forma parte del *look*.

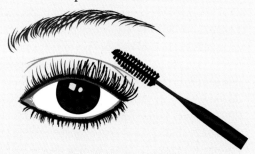

❸ Con los dedos, aplica el colorete en crema en las mejillas mediante pequeños toques y movimiento circular hasta conseguir la intensidad deseada. Para saber dónde aplicar el colorete, simplemente sonríe: el área redondeada próxima a la nariz es la zona de aplicación. (Puedes usar los dedos para extender el colorete y que no quede una línea muy marcada entre la piel con colorete y la que no lo lleva, pero tampoco lo extiendas demasiado bien —recuerda que buscas un aspecto desarreglado.)

❹ Aplica la barra de labios roja siguiendo la línea natural de los labios. No utilices perfilador labial, para conseguir ese aspecto algo corrido.

Consejo de profesional

Si el look de «labios rojos corridos» no te convence, prueba un gloss con color o simplemente delinea tus labios con un perfilador de labios rojo, aplícate gloss transparente y funde ambos elementos con los dedos.

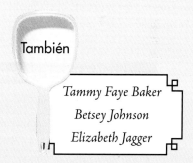

También

Tammy Faye Baker

Betsey Johnson

Elizabeth Jagger

JENNIFER LOPEZ (1969-)

Cantante, actriz de cine y mujer influyente en el mundo de la estética, Jennifer Lopez empezó a abrirse camino como superestrella multifacética bailando como una de las Fly Girls en el programa de la televisión estadounidense *In Living Color* de 1992. La belleza puertorriqueña consiguió hacerse un nombre por méritos propios con su primera película, *Selena* (1997), a la que siguió, dos años más tarde, el lanzamiento de su álbum de música pop de influencia latina *On The 6*. En 2001 Jennifer Lopez (que en Estados Unidos era ya conocida como «J. Lo») era ya mucho más que una estrella de música bailable con una imagen radiante; se había convertido en un importante icono de belleza para las mujeres jóvenes de todo el mundo. Y, según se iba empapando de los distintos aspectos de la cultura pop, fue creando su sello personal: una piel luminosa y perfectamente bronceada.

De repente, todo el mundo quería tener ese estupendo tono radiante de J. Lo. Aunque lucía una piel morena, la imagen no era la de alguien que ha pasado por un salón de bronceado. La actriz conseguía ese cálido tono resplandeciente aplicándose de manera estratégica polvos de efecto bronceado, que reflejan la luz, en determinados puntos de su rostro, su cuello y sus hombros, en cualquier área de piel a la vista. Con esa tez radiante, que a menudo realzaba con un maquillaje de ojos ahumados (v. pág. 45) y un cabello

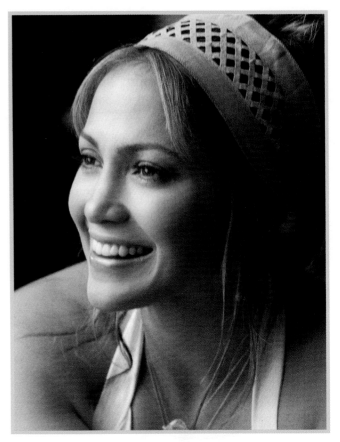

peinado bien tirante hacia atrás, Jennifer Lopez estableció un nuevo estándar de piel luminosa, hermosa y a salvo de los rayos UVA. Fue entonces cuando aprovechó estas habilidades para capitalizar su imagen y creó una colección de fragancias de gran éxito en el mercado y una loción corporal que realza la luminosidad, llamada, como no podía ser de otra forma, Glow by JLO.

> « *Les has arrancado un «¡oh!». Les digo esto a mis amigas actrices todo el rato. Voy a las audiciones diciendo: ¿qué es lo que me hace distinta de todas las demás chicas que hay aquí? Ellos están esperando que entre en esa sala la próxima estrella. Tiene mucho que ver con mostrarte animada, abierta, entusiasta y segura. Ahí está el ¡oh!* »
>
> —Jennifer Lopez

Jennifer Lopez esencial

- *Selena* (película, 1997)
- *Out of Sight* (Un romance muy peligroso) (película, 1998)
- *On the 6* (álbum, 1999)
- *The Cell* (La celda) (película, 2000)
- *J. Lo* (álbum, 2001)

PIEL RADIANTE

FUNCIONA MEJOR EN
Cualquiera

ELEMENTOS NECESARIOS
- Corrector iluminador (un tono más claro que el fondo de maquillaje)
- Fondo de maquillaje (del mismo tono que tu piel)
- Esponja triangular
- Colorete en polvo
- Polvos bronceadores

TIEMPO REQUERIDO
5 minutos o menos

CÓMO SE HACE

❶ Con un dedo, aplica el corrector iluminador en una franja. Comienza justo bajo el arco de la ceja y llega hasta el ángulo externo del ojo. De esta manera iluminarás el hueso de la ceja y aportarás brillo al ojo.

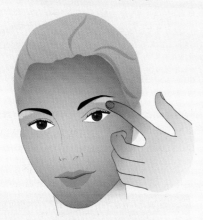

Consejo de profesional

Si piensas ponerte maquillaje con este look (los ojos ahumados, v. pág. 45, quedan estupendos con una tez radiante), maquíllate antes los ojos; de este modo te resultará más fácil iluminar el área alrededor de los ojos.

❷ Pon en tus dedos una pequeña cantidad de fondo de maquillaje, equivalente al tamaño de una moneda (para una cara de tipo medio). Aplica el fondo trazando unas líneas en la frente, entre los ojos y en las mejillas, a lo largo del puente de la nariz y de lado a lado de la barbilla.

❸ Con la esponja triangular, extiende las líneas de fondo de maquillaje mediante ligeros movimientos de barrido, para uniformizar tu tono de piel. Extiéndelo bien, especialmente en el borde de la mandíbula, hasta que no veas una línea entre el rostro y el cuello.

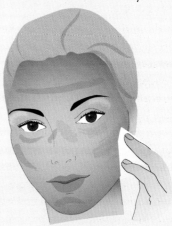

❹ Con la brocha, aplica los polvos bronceadores en torno al rostro (bajo de la línea del pelo, en los bordes externos de la frente, bajo la mandíbula y en la barbilla) y a través del puente de la nariz y en las mejillas, para conferir a tu cada un resplandor general.

También

Lauren Conrad
Miranda Kerr
Charlize Theron
Kate Hudson

COCO CHANEL (1883-1971)

La legendaria diseñadora de moda francesa Gabrielle Bonheur «Coco» Chanel se convirtió en la reina de la industria de la moda diseñando ropa deportiva de alta costura para mujeres de principios del siglo XX avanzadas para su tiempo. Fue la primera en introducir el vestido negro de cóctel como pieza básica de fondo de armario y sus diseños de vestidos sueltos liberaron a las damas de los asfixiantes corsés de la época. Pero a pesar de toda su influencia sobre la moda, su aportación de mayor alcance en cuanto a estilo fue el popularizar la imagen de piel bronceada.

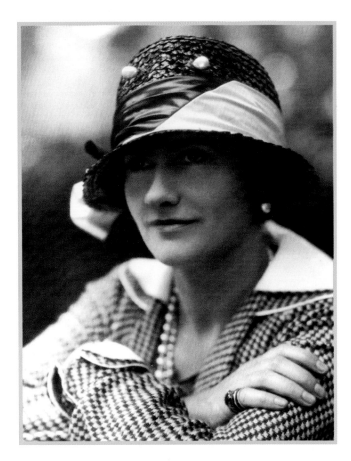

Durante siglos las mujeres de clase alta de la sociedad occidental evitaron la piel morena, que se asociaba a las personas de clase humilde que trabajaban bajo el sol abrasador. Pero, más tarde, la revolución industrial llevó a los obreros al interior de las fábricas y la clase trabajadora dejó de tener la piel morena y empezó a caracterizarse por su aspecto pálido. Fue en esos días cuando Coco Chanel, tras unas vacaciones por la Riviera francesa en el velero del duque de Westminster, se dejó ver con un espléndido moreno marinero. Y, de repente, la piel bronceada empezó a asociarse con la riqueza, y ya no con la pobreza.

La nueva imagen de Coco Chanel era la de una adinerada mujer de vida acomodada, que tenía tiempo para ir en yate y tomar el sol en mares tropicales. La diseñadora promocionó ese *look* en primera persona, pero también mediante las maniquís bronceadas que exhibían sus diseños de ropa. Y aunque hoy en día la mayor parte de la gente ha dejado de achicharrarse al sol por miedo a desarrollar cáncer de piel, la imagen bronceada sigue teniendo gran aceptación. Ahora las mujeres, en lugar de someterse a dañinos baños de rayos, consiguen ese tono moreno mediante productos de efecto bronceado.

Coco Chanel esencial

- *Chanel, Chanel* (documental, 1986)
- *Chanel: Collections and Creations* (biografía profesional, 2007)
- *Coco Before Chanel* (Coco antes de Chanel, película biográfica, 2009)
- *The Allure of Chanel* (biografía, 2010)

« *La sencillez es la clave de toda verdadera elegancia.* **»**
—Coco Chanel

ROSTRO BRONCEADO

FUNCIONA MEJOR EN
Cualquiera

ELEMENTOS NECESARIOS
- Hidratante con color (en un tono lo más parecido posible al de tu tez)
- Brocha en bisel para colorete
- Polvos de efecto bronceado (utiliza un tono conservador que complemente tu color de piel)
- Toallita de papel
- Esponja triangular (opcional)

TIEMPO REQUERIDO
10 minutos

CÓMO SE HACE
❶ Con los dedos, aplica uniformemente una ligera capa de hidratante con color por toda la cara. (Si quieres un poco más de brillo, humedece una esponjita triangular, escurre el agua en exceso y utilízala para aplicar la hidratante con color).

❷ Toma un poco de polvos de efecto bronceado con la brocha para colorete y descarga en un papel cualquier exceso de producto.

❸ Mediante ligeros movimientos de barrido, aplica lo polvos bronceadores en el contorno de la cara, junto a la línea del cabello, las orejas y la mandíbula.

❹ Después, mediante movimientos largos y suaves, pasa la brocha con polvos bronceadores por los pómulos y por el puente de la nariz — los puntos donde el solo suele broncear más de manera natural. Si deseas un tono más oscuro, repite este paso.

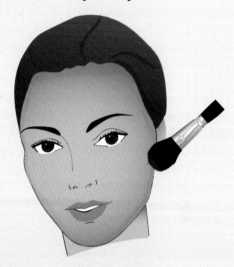

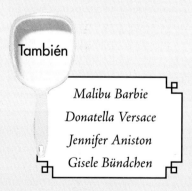

También
Malibu Barbie
Donatella Versace
Jennifer Aniston
Gisele Bündchen

 Consejo de profesional

La piel bronceada queda mejor con un maquillaje ligero. Prueba a combinarla con máscara y un perfilador de labios de color rojo o frambuesa y gloss labial de color neutro.

KATE WINSLET (1975-)

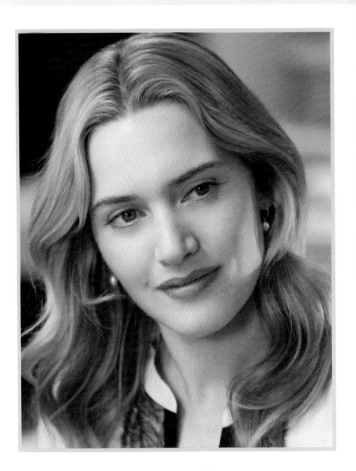

La actriz británica Kate Winslet saltó al estrellato internacional por su interpretación en el gran éxito de taquilla de 1997, la película *Titanic*. Lo más notable de la actriz en esta película no fue quizá la interpretación (por la que recibió una nominación a los Oscar), sino su natural figura curvilínea, que rompía el estándar de chica delgada de Hollywood. Desde *Titanic* Kate Winslet ha sido nominada otras cinco veces a los Oscar y ha mantenido siempre su figura de bonitas curvas e incluso ha aparecido desnuda en películas como *Jude* (1996) y *The Reader* (*El lector*) (2008).

En esa misma línea, la actriz siempre ha optado por un maquillaje de aspecto fresco y natural. Cuando no se encuentra trabajando, a menudo puede vérsela con la cara lavada y el pelo peinado hacia atrás y recogido en una coleta. E incluso en los eventos de alfombra roja, la actriz se mantiene fiel a su imagen fuera del trabajo, pues acude con un maquillaje pensado para que parezca que no lleva maquillaje.

Kate Winslet no ha sido la primera celebridad en llevar un maquillaje de efecto «no maquillada». De hecho, la marca de cosméticos Bobbi Brown

Kate Winslet esencial

- *Heavenly Creatures* (*Criaturas celestiales*) (película, 1994)
- *Titanic* (película, 1997)
- *The Life of David Gale* (*La vida de David Gale*) (película, 2003)
- *Eternal Sunshine of the Spotless Mind* (*Eterno resplandor de una mente sin recuerdos*) (película, 2004)
- *The Reader* (*El lector*) (película, 2008)

fue pionera en este *look* (que parece sencillo, pero que en realidad requiere gran cantidad de productos y de tiempo) en los primeros años de la década de 1990. Sin embargo, la actriz estadounidense fue quien popularizó el estilo, en perfecta sintonía con su defensa de la belleza auténtica. Cuando la edición de la revista *GQ* para el Reino Unido publicó una imagen de portada de Kate Winslet retocada sin su consentimiento, para que pareciera 13 kilos más delgada de lo que realmente era, la actriz se manifestó públicamente en contra de ello, diciendo: «Yo no soy así y, lo que es más importante, yo no quiero ser así».

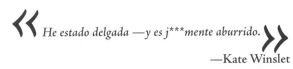

« *He estado delgada —y es j***mente aburrido.* »
—Kate Winslet

MAQUILLAJE MUY NATURAL

FUNCIONA MEJOR EN
Cualquiera

ELEMENTOS NECESARIOS
- Fondo de maquillaje (del mismo tono que tu piel)
- Esponja triangular
- Brocha para polvos
- Polvos sueltos o compactos (del mismo tono que tu piel)
- Brocha para colorete
- Colorete melocotón claro
- Pincel de punta redondeada para sombra de ojos
- Sombra de ojos (del mismo tono que tu piel)
- Dos pinceles para pliegues
- Sombra de ojos (uno o dos tonos más oscuros que tu piel)
- Máscara negra/marrón
- *Gloss* de labios transparente o con color

TIEMPO REQUERIDO
20 minutos

CÓMO SE HACE

❶ Pon en tus dedos una pequeña cantidad de fondo de maquillaje, equivalente al tamaño de una moneda (para un rostro de tipo medio). Aplica el fondo trazando unas líneas de lado a lado en la frente, entre los ojos y en las mejillas, a lo largo del puente de la nariz y de lado a lado en la barbilla. Con la esponjita triangular, extiende estas líneas con suaves movimientos de barrido, para uniformizar el tono de piel. Extiende bien el producto, especialmente en los bordes de la mandíbula, de manera que no veas ninguna marca entre la cara y el cuello.

❷ Toma una pequeña cantidad de polvos sueltos o compactos con la brocha y sacúdela para desechar el

Consejo de profesional

Para que tus ojos parezcan más grandes y luminosos, aplica un poco de fondo de maquillaje en los párpados durante el paso 1.

exceso de producto. Pasa suavemente la brocha por todo el rostro, con movimientos largos y presión ligera. De esta manera asentarás el fondo de maquillaje.

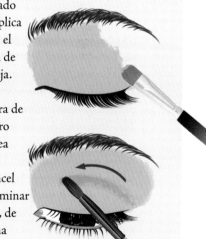

También

Jewel
Jennifer Aniston
Uma Thurman
Natalie Portman

❸ Toma un poco de colorete con la brocha específica (asegúrate de que está limpia, con el fin de no añadir más color del necesario) y aplícalo ligeramente en las mejillas, difuminando los bordes para que no quede ninguna línea marcada. (Si te parece que el tono del colorete es demasiado oscuro, aplica un toque de polvos translúcidos en las mejillas para apagarlo un poco.)

❹ Con el pincel redondeado para sombra de ojos, aplica la sombra color piel en el párpado, desde la línea de las pestañas hasta la ceja.

❺ Con un pincel para el pliegue, aplica la sombra de ojos de color más oscuro solo a lo largo de la línea del pliegue.

❻ Utiliza un segundo pincel para pliegues para difuminar la sombre en el pliegue, de modo que no quede una línea marcada.

❼ Aplica máscara solo en las pestañas superiores, teniendo cuidado de hacerlo lo más cerca posible de la base de las mismas (de este modo no tendrás que aplicar *eyeliner*).

❽ Añade un poco de *gloss* labial transparente o de color para aportar brillo a tus labios.

KAT VON D (1982-)

Katherine Von Drachenberg (más conocida como Kat Von D) es propietaria de una tienda de tatuajes y célebre artista tatuadora, que saltó a la fama como estrella de programas de la televisión estadounidense como *Miami Ink* y *LA Ink*. Llegó a Los Ángeles procedente de México a la edad de 7 años y comenzó a dibujar en su cuerpo sus propios tatuajes con 14 años. Cuando cumplió los 26, tenía más de la mitad de su cuerpo cubierto de tinta.

Pero el simple hecho de que tenga el cuerpo entintado no quiere decir que haya dejado a un lado su lado más femenino. Se tatuó una galaxia de 21 estrellas en la frente, junto a su ojo izquierdo, para celebrar su feminidad. La canción «Starry Eyes» de Mötley Crüe le inspiró el motivo de las estrellas, que junto con los labios rojo rubí y el *eyeliner* líquido dan a su *look* roquero-chic un toque tremendamente femenino.

Es posible que sea una de las primeras famosas que se ha tatuado el rostro, pero esta imagen tiene sus raíces en la historia del *rock* más glamuroso. En los años 70, en los días de Ziggy Stardust, David Bowie se pintaba dibujos brillantes en la cara y la banda de *rock* The Runaways de Cherie Currie hizo lo mismo.

Si por un lado Kat Von D se ha mantenido fiel a su tatuaje estrellado, por otro comprende también que alguna mujer desee lucir una imagen tatuada en su cara durante un día, y no durante toda una vida. De modo que, en 2008, lanzó una línea de maquillaje roquero-

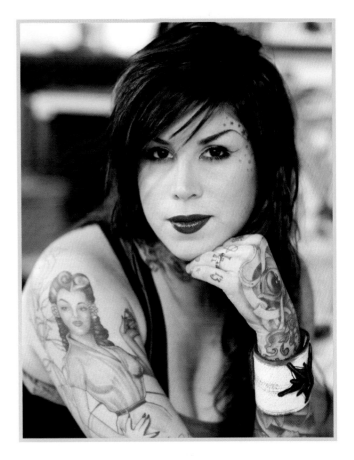

vintage, a medio camino entre Hollywood y Los Ángeles, que incluía delineador de tatuajes, *eyeliner* y tatuaje temporal en un mismo producto. Su línea presenta también un corrector de tatuajes para quienes ya los tienen, pero que, en determinadas ocasiones, prefieren ocultarlos.

Kat Von D esencial

- *Miami Ink* (serie de televisión en EE.UU., 2005)
- *LA Ink* (serie de televisión en EE.UU., 2007)
- *High Voltage Tattoo* (libro, 2009)

« *Soy un lienzo de mis experiencias: mi historia está grabada con líneas y sombras y puedes leerla en mis brazos, mis piernas, mis hombros y mi estómago.* »

—Kat Von D

TATUAJES DE CARA

FUNCIONAN MEJOR EN

Tonos de piel claros (para tonos más oscuros puede utilizarse un delineador blanco, no negro)

ELEMENTOS NECESARIOS

- Fondo de maquillaje líquido
- Esponja triangular
- Brocha para polvos
- Polvos translúcidos (sueltos o compactos)
- Pincel delineador de punta fina
- Delineador negro en gel o líquido

TIEMPO REQUERIDO

5 minutos

CÓMO SE HACE

❶ Pon en tus dedos una pequeña cantidad de fondo de maquillaje, equivalente al tamaño de una moneda (para una cara de tipo medio). Aplica el fondo en forma de líneas en tu frente, entre los ojos, en las mejillas, a lo largo del puente de la nariz y de lado a lado en la barbilla. Con la esponjita triangular, extiende las líneas mediante suaves movimientos de barrido, para uniformizar el tono de piel. Extiéndelo bien especialmente en el borde la mandíbula, de manera que no se vea una línea entre la cara y el cuello.

❷ Carga con un poco de polvos translúcidos la brocha específica y sacúdela ligeramente para desechar el exceso de producto. Pasa suavemente la brocha por toda la cara, con movimientos largos y ligera presión. Así fijarás el fondo de maquillaje.

❸ Decide qué tipo de dibujos te gustaría lucir (estrellas, un rayo, una media luna, etc.).

❹ Con el pincel de punta fina y el gel o líquido delineador, dibuja el diseño elegido. Cuando el dibujo se repita, traza los elementos más grandes a lo largo del contorno de tu cara y hazlos más pequeños según te acerques al centro de la misma.

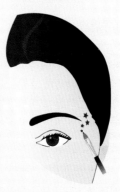

❺ Cuando se haya secado el delineador, aplica una ligera capa de polvos translúcidos sobre el dibujo, para fijarlo.

❻ Aplica una segunda capa de delineador sobre los dibujos, para oscurecerlos.

❼ Si deseas que el dibujo parezca un tatuaje real, aplica otra ligera capa de polvos translúcidos, con lo cual quedará algo más mate y parecerá que está hecho con tinta permanente.

Consejo de profesional

Para mantener el pulso mientras estés creando un falso tatuaje, utiliza el dedo meñique como punto de apoyo, fijándolo sobre tu cara mientras dibujas.

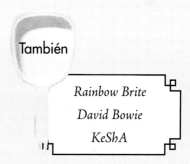

También

Rainbow Brite
David Bowie
KeShA

IMAN (1955-)

Supermodelo y persona influyente en el mundo del maquillaje, Iman vivió un duro ascenso hasta llegar a la cima en su carrera profesional. Cuando empezó a trabajar como modelo, era una estudiante universitaria procedente de Somalia que hablaba cinco idiomas, aunque su agente la promocionó con falsedades como «princesa africana» o «pastora de cabras de una aldea» con objeto de ganar popularidad. Iman siguió adelante con este ardid publicitario, pero más tarde se arrepintió y tomó la firme determinación de cambiar el panorama racista de la industria de la moda. Se convirtió en una de las primeras modelos de color en alcanzar la condición de supermodelo, y en portavoz de ellas.

A lo largo de su carrera la *top model* habló en numerosas ocasiones sobre las desigualdades que las personas de color sufrían en la industria de la moda, no solo en términos de salario, presión y explotación general, sino también en lo referente al maquillaje: simplemente no existía ni un solo producto de calidad para las pieles más oscuras. Llevada por la necesidad, creó su propio fondo de maquillaje (mezclando tres colores para crear un tono acorde con su tez) y se hizo famosa como uno de los rostros más impecables de la industria.

Aun así, seguía sintiendo frustración por la ausencia de opciones de maquillaje para las mujeres de color. De modo que, tras abandonar su trabajo como modelo en 1994, invirtió su dinero en aquello que denunciaba y creó una línea de maquillaje específica para mujeres afroamericanas, latinoamericanas, indias y asiáticas, denominada Iman.

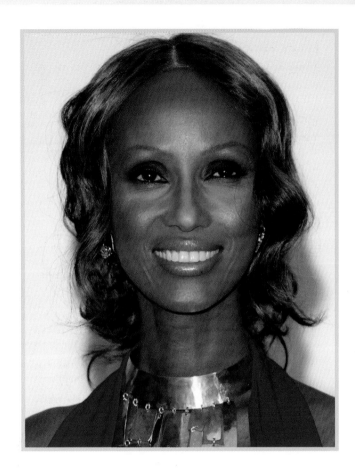

La línea de maquillaje fue rápidamente un éxito en el mercado y, posteriormente, se convertiría en una marca de cosméticos de venta en todo el mundo que fabrica fondos de maquillaje para los grupos étnicos tradicionalmente más ignorados por la industria de la belleza.

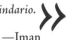
Cuando llegué a Estados Unidos, el mensaje de belleza era "América ensalza a la guapa vecina de al lado". Pues bien, no solo la vecina de al lado ha cambiado, sino que ha cambiado todo el vecindario.

—Iman

Iman esencial

- *L.A. Story* (**Tres mujeres para un caradura**) (película, 1991)
- «*Remember The Time*» (**vídeo musical de Michael Jackson, 1992**)
- *I Am Iman* (**autobiografía, 2001**)
- *The Fashion Show* (**televisión, 2010**)

BASE IMPECABLE

FUNCIONA MEJOR EN
Cualquiera

ELEMENTOS NECESARIOS
- Fondo de maquillaje líquido claro (del mismo tono que el área de la cara correspondiente a un imaginario «antifaz» —área alrededor de ojos, nariz y frente)
- Fondo de maquillaje más oscuro (del mismo tono que la piel del perímetro de la cara)
- Esponja triangular
- Brocha para polvos
- Polvos translúcidos (sueltos o compactos, del mismo tono que el área del «antifaz»)

TIEMPO REQUERIDO
10 minutos

CÓMO SE HACE
❶ Vierte una pequeña cantidad de fondo de maquillaje claro en tus dedos. Aplícalo en líneas en las áreas alrededor de los ojos y de la nariz, en la nariz y en la frente, de lado a lado.

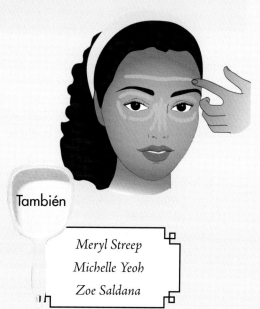

También

> *Meryl Streep*
> *Michelle Yeoh*
> *Zoe Saldana*

❷ Toma una pequeña cantidad del fondo más oscuro con los dedos. Aplícalo en líneas en torno al perímetro de tu cara (bordes externos) y en los pómulos y la barbilla.

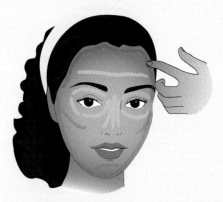

❸ Con la esponjita triangular, extiende las líneas de los dos colores y fúndelas entre ellas y con la piel mediante ligeros movimientos de barrido, especialmente en los bordes de la mandíbula, de modo que no se vea ninguna línea de separación entre la cara y el cuello.

❹ Toma una pequeña cantidad de polvos translúcidos con la brocha específica y sacúdela un poco para desechar cualquier exceso de producto. Pasa suavemente la brocha por la cara mediante movimientos largos y ligeros. De este modo fijarás el fondo de maquillaje.

Consejo de profesional

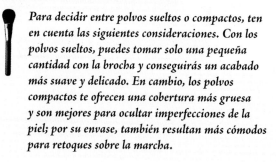

Para decidir entre polvos sueltos o compactos, ten en cuenta las siguientes consideraciones. Con los polvos sueltos, puedes tomar solo una pequeña cantidad con la brocha y conseguirás un acabado más suave y delicado. En cambio, los polvos compactos te ofrecen una cobertura más gruesa y son mejores para ocultar imperfecciones de la piel; por su envase, también resultan más cómodos para retoques sobre la marcha.

UMA THURMAN (1970-)

La actriz estadounidense Uma Thurman fue bautizada con el nombre de una diosa hindú, conoció al Dalai Lama con nueve años y fue criada por el primer ciudadano de Estados Unidos ordenado monje budista tibetano. Vivió toda su infancia rodeada de símbolos divinos, de modo que no es de extrañar que se la conociera por su imagen angelical cuando apareció en sus primeras películas, *Dangerous Liaisons* (*Amistades peligrosas*, 1988) y *Henry & June* (1990). En estas películas la actriz de piel cristalina interpretaba papeles de personajes cándidos e ingenuos y muy pronto los críticos empezaron a referirse a ella como una «belleza etérea».

Pero la joven actriz se dio cuenta de que estaba siendo encasillada y empezó a buscar papeles duros en películas de acción, que serían luego grandes éxitos de taquilla, como *The Avengers* (*Los vengadores*, 1998) y *Kill Bill*: Vol. 1 (2003), en un intento por que se la tomara más en serio. La estrategia funcionó, y empezó a ser conocida más por su versatilidad en la pantalla que por su cara celestial. No obstante, a medida que fue afianzándose en su carrera comenzó a desarrollar, para los eventos de alfombra roja, una imagen que bebía de las cualidades angelicales que ya no mostraba en la gran pantalla. Este *look* consiste en ojos iluminados con sombra irisada y una piel resplandeciente que refleja la luz. Uma Thurman afirma que toma varios litros de agua

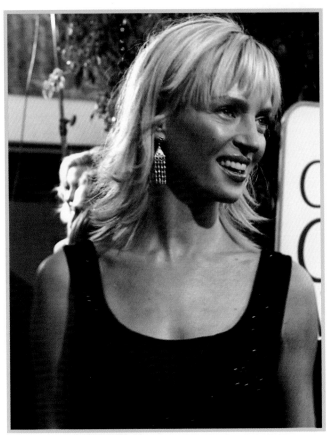

mineral al día, pero la mayoría del resto de los mortales necesitamos algo más que agua para parecer un ángel. Por ello, varias compañías de cosméticos han creado productos iluminadores que proporcionan un resplandor angelical —sin que hagan falta bendiciones budistas.

Uma Thurman esencial

- *Dangerous Liaisons* (**Amistades peligrosas**) (película, 1988)
- *Mad Dog and Glory* (**La chica del gánster**) (película, 1993)
- *Pulp Fiction* (película, 1994)
- *Kill Bill: Vol. 1 y Vol. 2* (películas, 2003, 2004)

« *Estaba encasillada. Empezaron a verme —y a felicitarme— por mi quietud y sosiego cuando interpretaba. Si miras hacia atrás, verás que tenía un montón de lo que yo llamo "papeles cadáver". Y empezaron a referirse a mí como "etérea". Ni que decir tiene que yo no me sentía etérea. Nadie se siente etéreo. Yo no veo a nadie en la vida real como etéreo.* »

—Uma Thurman

MAQUILLAJE ETÉREO

FUNCIONA MEJOR EN

Cualquiera. Las mujeres de tez oscura necesitarán menos producto, ya que las pieles oscuras tienden a ser más grasas que las claras

ELEMENTOS NECESARIOS

- Fondo de maquillaje líquido
- Esponja triangular
- Brocha para polvos
- Polvos translúcidos (sueltos o compactos, en un tono similar al de tu piel)
- Pincel delineador en bisel
- Sombra de ojos blanca irisada
- Lápiz delineador de ojos blanco (de punta roma)
- Pincel corrector (opcional)
- Iluminador en crema

TIEMPO REQUERIDO

10 minutos

CÓMO SE HACE

❶ Pon en tus dedos una pequeña cantidad de fondo de maquillaje, equivalente a una moneda (para una cara de tipo medio). Aplica el fondo trazando unas líneas de lado a lado en la frente, entre los ojos y en las mejillas, a lo largo del puente de la nariz y de lado a lado de la barbilla. Con la esponjita triangular extiende las líneas mediante ligeros movimientos de barrido, para uniformizar el tono de piel. Extiéndelo bien, especialmente en el borde de la mandíbula, de modo que no se vea una línea entre la cara y el cuello.

❷ Toma una pequeña cantidad de polvos con la brocha específica y sacúdela un poco para desechar cualquier exceso de producto. Pasa suavemente la brocha por toda la cara mediante movimientos largos y ligeros. De este modo fijarás el fondo de maquillaje.

Consejo de profesional

Para no dañarte un ojo mientras repasas el borde interno del párpado, redondea el lápiz delineador garabateando un poco sobre la mano antes de utilizarlo en tu ojo.

❸ Carga el pincel delineador en bisel con sombra de ojos y sacúdelo para desechar los polvos en exceso. Después, mediante pequeños toques, aplica la sombra en la piel alrededor del lagrimal. Extiende el color de manera que no queden líneas marcadas.

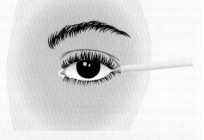

❹ Con el lápiz delineador, repasa el borde interior (línea de agua) del párpado inferior, desde el ángulo interno hasta el externo. (Para un *look* más intenso, puedes también repasar el borde interior del párpado superior). Véase el Consejo de profesional de pág. 49 para saber algo más sobre el delineado de la línea de agua.

❺ Con el pincel corrector o la punta del dedo índice, aplica crema iluminadora en estas tres áreas: hueso de la ceja, piel justo encima del arco de Cupido de tus labios y encima de los pómulos (pero no demasiado cerca de los ojos). Extiende los bordes del iluminador para que no queden líneas de demarcación. Si usas el dedo, aplica el producto mediante ligeros golpecitos sobre la piel, en lugar de utilizar movimientos de barrido.

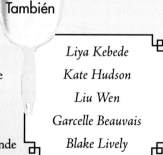

También

Liya Kebede
Kate Hudson
Liu Wen
Garcelle Beauvais
Blake Lively

BJÖRK (1965-)

Cantante y actriz nada convencional, Björk alcanzó un enorme éxito sin seguir realmente una corriente concreta. Las canciones de la vocalista islandesa pocas veces se han oído en la radio en Estados Unidos, pero la artista vendió millones de álbumes en todo el mundo como líder de la banda de *rock* alternativo The Sugarcubes y, más tarde, como artista solista. Su única aparición en la gran pantalla, en *Dancer In The Dark* (*Bailar en la oscuridad*, 2000), podría enmarcarse más en cine de autor que en la industria de Hollywood, si bien le valió una nominación a los Oscar. Y su influencia en el mundo de la moda se ha desarrollado por caminos similares: siempre ha sido, como poco, alternativa, pero no por ello ha pasado desapercibida.

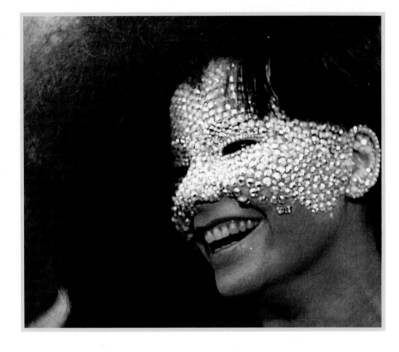

En 2001 acudió a la seria y formal ceremonia de entrega de los Oscar con un extravagante vestido de tul con forma de cisne. (La prensa criticó el vestido, pero la gente sigue hablando de él.) Y para su álbum *Medulla* de 2004, trenzó su cabello como si de un trabajo de cestería se tratara, un estilo que, seis años más tarde, lucirían las modelos en el desfile del diseñador de moda Alexander McQueen. Björk se ha pintado además la frente con dibujos de inspiración tribal y se ha vestido de geisha. Pero uno de sus *looks* más salvajes ha sido el que llevó cuando se presentó con la cara cuajada de pedrería en el festival Fashion Rocks de 2003, celebrado en Londres. Años más tarde Lady Gaga haría lo mismo, utilizando perlas para reproducir esa misma imagen. En definitiva, la inclinación de Björk a ser una belleza renegada ha impulsado a mujeres de todo el mundo a dar rienda suelta a su propio extravagante ser interno.

Björk esencial

- *«Big Time Sensuality»* (vídeo musical, **1993**)
- *Volumen* (**DVD, 1999**)
- *Dancer in the Dark* (Bailar en la oscuridad) (**película, 2000**)
- *Björk* (**autobiografía fotográfica, 2001**)
- *Björk's Greatest Hits* (**álbum, 2002**)

« *Tengo debilidad por la creatividad. Me ronda la cabeza en todo momento.* »

—Björk

CARA DECORADA

FUNCIONA MEJOR EN
Cualquiera

ELEMENTOS NECESARIOS
- Adhesivo de pestañas
- Pedrería, encajes, bindis u otros elementos decorativos
- Pinzas (opcional)

TIEMPO REQUERIDO
3-15 minutos, dependiendo del diseño

CÓMO SE HACE
1. Aplica el maquillaje que quieras.
2. Decide qué tipo de decoración te gustaría llevar. Puede ser cualquier cosa, desde elementos ligeros y planos por una cara, como una piedra de imitación pegada en el ángulo externo del ojo, un bindi de fieltro pegado en la frente, entre los ojos, o un encaje recortado y adherido junto a la línea del pelo. También puedes crear diseños más complicados (a la manera de Björk). Considera la posibilidad de disponer los elementos decorativos formando una flor, una estrella o un diamante.
3. Aplica con moderación adhesivo de pestañas en el reverso del adorno o elemento decorativo. (Cuando presiones el adorno sobre tu cara, el adhesivo se extenderá). Deja secar el adhesivo un par de segundos antes de aplicar el adorno. (Si el adhesivo está demasiado húmedo, es posible que la pieza de pedrería se mueva una vez colocada sobre la cara).
4. Aplica el adorno sobre la cara con los dedos o, si lo prefieres, con unas pinzas de depilar, que pueden ayudarte a colocar el elemento con mayor precisión. Repite si fuera necesario.

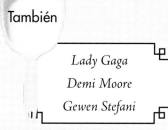

También

Lady Gaga
Demi Moore
Gwen Stefani

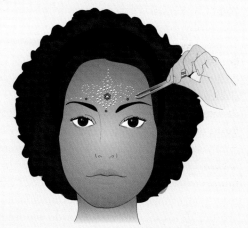

Consejo de profesional

Si prefieres una versión más sencilla de este elaborado look, prueba a ponerte un bindi de fieltro de color, un pequeño punto o dibujo tradicional hindú que se dibuja o se pega en la frente, entre los ojos. El bindi posee originariamente distintos significados (puede indicar que la mujer está casada, puede simbolizar el tercer ojo o simplemente indicar que la persona es hindú), aunque muchas mujeres —entre ellas Gwen Stefani, Madonna y Demi Moore— han utilizado en algún momento este elemento simplemente por su belleza.

DEBBIE HARRY (1945-)

Debbie Harry aterrizó en la escena musical de los años 70 como vocalista de la banda de la New Wave Blondie, nombre que rendía homenaje a su cabello teñido de rubio platino, que llevaba en una melena corta despeinada. Sin duda, la banda cumplía, musicalmente hablando: lanzó grandes éxitos como «Heart of Glass» y «Call me» y contribuyó a que la música *rap* entrara en los círculos musicales convencionales, gracias a los versos de su canción «Rapture». Sin embargo, la imagen jugó también un papel importante en la banda. Debbie Harry se dejaba ver en compañía de celebridades como el diseñador Stephen Sprouse y el artista Jean Michel Basquiat, estrellas de la escena artística de Nueva York, y hacía gala de un estilo urbano provocador pero a la vez muy *cool*.

Por cuanto respecta al maquillaje, Debbie se decantaba por los colores vivos. Llevaba unos seductores ojos ahumados con una pincelada de sombra azul, intensos labios rojos que realzaban la forma de corazón de su boca (véase pág. 13) y colorete luminoso en las mejillas para marcar unos pómulos ultra-anchos. El colorete creaba un *look* anguloso y vibrante que se convirtió en la seña de identidad de su maquillaje y que podía enmarcarse dentro del movimiento de arte pop de los años 80, caracterizado por diseños geométricos e intensos en la ropa (como los de Stephen Sprouse, que diseñó prendas para ella) y colores vivos en los cuadros (como los del pintor estadounidense Basquiat, que aparecía en su vídeo «Rapture»). En poco tiempo chicas amantes de la noche de todo el mundo estaban pintándose la cara como lienzos de arte pop y se maquillaban intentando reproducir esos pómulos perfectamente cincelados.

PIEL Y ROSTRO

Debbie Harry esencial

- *Parallel Lines* (álbum, 1978)
- *Autoamerican* (álbum, 1980)
- *Downtown 81* (película, 1981)
- «*Rapture*» (vídeo musical, 1981)
- *Making Tracks: The Rise of Blondie* (autobiografía, 1998)

 Sí, antes de nuestra época… no se escuchaba mucha música pop interpretada por chicas. Era un mundo de hombres —los colegas arañando sus guitarras. De modo que realmente fuimos una contracultura. Y además urbana. Incorporamos nuevos sonidos, tecnologías y elementos étnicos, simplemente lo juntábamos todo.

—Debbie Harry

PÓMULOS DEFINIDOS

FUNCIONAN MEJOR EN

Cualquiera

ELEMENTOS NECESARIOS

- Brocha para colorete en bisel
- Colorete en polvo de un tono marrón cálido
- Brocha para polvos
- Polvos (sueltos o compactos, en un tono lo más parecido posible al de tu piel)

TIEMPO REQUERIDO

3 minutos

CÓMO SE HACE

❶ Toma una pequeña cantidad de colorete con la brocha en bisel y sacúdela un poco para desechar los polvos en exceso. Identifica el área de tu cara justo debajo de los pómulos (es el hoyo que se crea cuando succionas las mejillas hacia dentro). Sujeta la brocha en bisel de modo que las puntas de las cerdas toquen tu cara de frente (en lugar de en ángulo). Aplica el colorete justo debajo del hueso del pómulo, con un movimiento seco desde el borde externo de la cara hacia el centro de la misma. Repite con movimientos continuos hasta conseguir la intensidad deseada.

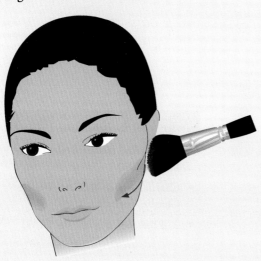

❷ Toma una pequeña cantidad de polvos con la brocha específica y sacúdela para desechar un exceso de producto. Aplica suavemente los polvos en los bordes externos (arriba y abajo). De esta manera difuminarás el colorete y te asegurarás de no dejar una línea marcada entre su piel con colorete y tu piel sin colorete.

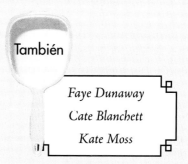

También

Faye Dunaway

Cate Blanchett

Kate Moss

Consejo de profesional

Para crear el contorno adecuado para tu rostro, asegúrate que aplicar colorete solo bajo el hueso del pómulo, y no sobre él.

LUCY LIU (1968-)

PIEL Y ROSTRO

En el panorama esencialmente blanco de Hollywood, la actriz estadounidense de origen asiático Lucy Liu alcanzó la fama por echar abajo estereotipos raciales tradicionales con su interpretación de papeles de mujeres duras y elegantes, tanto en series de televisión (como la inteligente y fría abogada de *Ally McBeal*) como en películas de cine (como una de las luchadoras contra el crimen de *Los Ángeles de Charlie*). La belleza de origen asiático ha encontrado un sitio como actriz de primera fila, y bastante bien pagada por cierto.

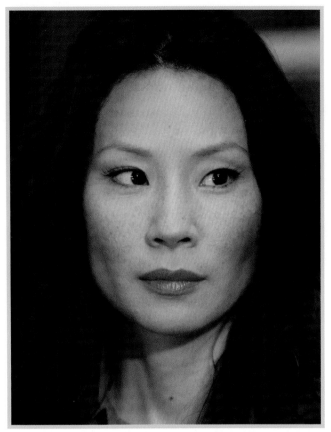

Pero, a pesar de su notoriedad, Lucy Liu ha hecho siempre gala de una sencilla rutina de belleza. Es una de las pocas celebridades que siempre ha presumido de sus pecas (incluso la diosa de la gran pantalla Marlene Dietrich hacía todo lo posible por cubrirlas) y su producto imprescindible de belleza es Aquaphor, una crema que ella utiliza como hidratante y *gloss* labial, aunque esté formulada en origen para rozaduras y cortes.

Su imagen es discreta, pero hay una parte de ella que destaca: sus características mejillas rosa-pellizco. A juego con su piel pecosa, sus frescas mejillas sonrosadas dan a la actriz un aire cálido y cercano. Su *look* fuera de la pantalla no solo es bonito, sino que invita a pensar que, detrás de esa mujer dura que ella ha sabido crear para la ficción, existe una dulzura genuina.

« *La belleza verdadera tiene que ver con la naturalidad.* »

—Lucy Liu

Lucy Liu esencial

- *Ally McBeal* (serie de televisión, 1998-2002)
- *Charlie's Angels* (Los Ángeles de Charlie) (película, 2000)
- *Kill Bill. Vol. 1* (película, 2003)

MEJILLAS ROSA-PELLIZCO

FUNCIONAN MEJOR EN
Cualquiera

ELEMENTOS NECESARIOS
* Colorete rosa, en crema o líquido

TIEMPO REQUERIDO
2 minutos

CÓMO SE HACE
❶ Decide si vas a utilizar el colorete en crema o líquido

Con el **colorete en crema**:
❶ Con los dedos, aplica el colorete en crema en las mejillas mediante ligeros toques, con movimiento circular hasta alcanzar la intensidad deseada. El colorete en crema crea un *look* fresco y de efecto húmedo. Para saber dónde aplicarlo, simplemente sonríe: el área redondeada junto a la nariz es la zona de aplicación.

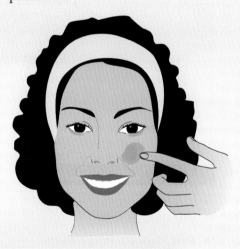

❷ Con los dedos, extiende el colorete de manera que no quede una línea marcada entre la piel con colorete y la piel sin colorete.

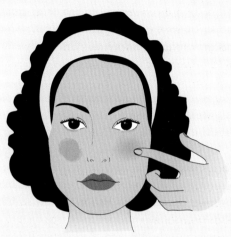

Con el **colorete líquido**:
❶ Toma unas gotas de colorete líquido con el dedo índice y aplícalo en las mejillas, con ligeros golpecitos y movimientos circulares hasta conseguir la intensidad deseada. Para saber dónde aplicarlo exactamente, simplemente sonríe: el área redondeada junto a la nariz es la zona de aplicación.
❷ Con el dedo corazón, libre de colorete, extiende el color de manera que no quede una línea marcada entre la piel con colorete y la piel sin colorete.

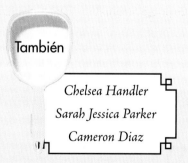

También

Chelsea Handler
Sarah Jessica Parker
Cameron Diaz

Consejo de profesional

Para conseguir un acabado más seco y mate, sustituye el colorete cremoso por colorete en polvo.

DOLLY PARTON (1946-)

Nieta de un predicador rural de Estados Unidos, la cantante Dolly Parton dejó de ser una chica modestamente educada en Tennessee para convertirse en una de las artistas de la música *country* más importantes y sexis. Como cantante, recibió siete premios Grammy y estuvo en el número uno de las listas de éxitos en más ocasiones que ninguna otra mujer del mundo de la música. Como actriz, fue la sensación en el papel de pícara y exuberante secretaria en el clásico de la comedia estadounidense *Nine to Five* (*Cómo eliminar a su jefe*) (1980). Y como chica de las Smoky Mountains que hace honor a su herencia, inauguró un parque de atracciones llamado Dollywood en su tierra natal. Después de todo, Dolly Parton siempre se mostró fiel a sus raíces rurales ofreciendo un *look country* que ella misma calificaba como de «Backwoods Barbie», que vendría a ser como una «Barbie de las montañas». El *look* en cuestión consistía en peinado con volumen de rulos de peluquería, ropa ajustada y cuanto más maquillaje mejor.

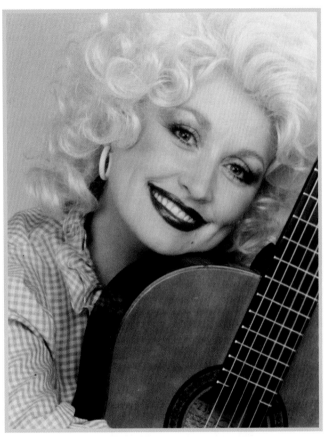

Aunque con el paso de los años Dolly Parton fue utilizando estilos de maquillaje cada vez más exagerados, su *look* original es el que ha hecho historia en el mundo de la estética: sombra de ojos azul a tono con sus grandes ojos azules y colorete rosa en polvo en la parte alta de las mejillas, en un rostro de tonos claros y melocotón. Esas cálidas mejillas sonrosadas se convirtieron en el elemento fundamental del *look* de chica *country* sexy. Icónicas bellezas *country* posteriores (como Daisy Duke, de la serie de la televisión estadounidense *The Dukes of Hazzard*, y la cantante de pop melódico Jessica Simpson) copiarían su imagen.

« *No me siento ofendida por todos esos chistes de rubia tonta, porque sé que no soy tonta... y sé también que no soy rubia.* »

—Dolly Parton

Dolly Parton esencial

- *Nine to five* (**Cómo eliminar a su jefe**) (película, 1980)
- *Steel Magnolias* (**Magnolias de acero**) (película, 1989)
- *Dolly: My Life and Other Unfinished Business* (autobiografía, 1995)
- *Very Best of Dolly Parton* (álbum, 2007)

MEJILLAS ROSA *COUNTRY*

FUNCIONAN MEJOR EN
Pieles muy blancas, de tonos marfil

ELEMENTOS NECESARIOS
- Brocha para colorete
- Colorete melocotón claro
- Polvos (sueltos o compactos, en un color similar a tu tono de piel —opcional, v. Consejo de profesional)
- Brocha para polvos (opcional, v. Consejo de profesional)

TIEMPO REQUERIDO
2 minutos

CÓMO SE HACE
❶ Toma una pequeña cantidad de colorete con la brocha y sacúdela un poco para desechar los polvos en exceso. Después, aplica el colorete en tus mejillas. Para saber dónde debes aplicar el colorete, simplemente sonríe: el área redondeada junto a la nariz es la zona de aplicación.

❷ Mediante movimientos de barrido, extiende con la brocha el colorete desde la mejilla hacia las orejas. Precaución: maneja la brocha con suavidad, pues de lo contrario tu cara quedará atravesada por líneas de color.

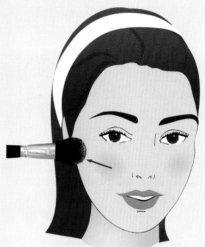

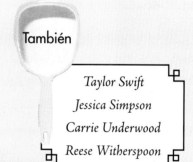

También

Taylor Swift
Jessica Simpson
Carrie Underwood
Reese Witherspoon

Consejo de profesional

Este maquillaje está pensado para que resulte un poco llamativo, de modo que no deberías rebajar la intensidad del colorete. Sin embargo, si te parece que has aplicado demasiado producto, puedes rebajar la parte más externa del colorete. Para ello, toma una pequeña cantidad de polvos sueltos o compactos con la brocha para polvos y aplícalos suavemente sobre esa parte más externa (arriba y abajo) del área de colorete.

Consejo de profesional

Para convertir este maquillaje en un look informal para todos los días, utiliza para los ojos colores suaves y neutros. Si buscas un estilo más llamativo para la noche, crea un maquillaje de ojos ahumados (pág. 45) e ilumina tus labios (págs. 17 y 25).

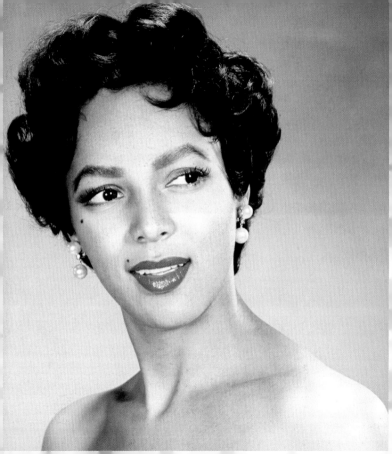

CABELLO

Desde el punto de vista científico, un cabello sano es una maravilla de la naturaleza. Puede estirarse un 30 por ciento de su longitud y puede retener su peso en agua. Estos filamentos maleables que brotan de nuestra cabeza están prácticamente hechos para ser peinados. De hecho, el ser humano lleva manipulando su cabello desde el inicio de los tiempos. Lo dejamos crecer, lo cortamos, lo rizamos, lo alisamos, lo teñimos de moreno, de rojo, ¡de verde! ¿Deseas unos cándidos tirabuzones? Pues inspírate en Mary Pickford (pág. 114). ¿Buscas un *look* más controlado? Anna Wintour (pág. 94) dio un nuevo significado al estilo *bob*. ¿Lista para dar rienda suelta a tus rizos? Diana Ross (pág. 102) nos enseña a hacerlo. Y no es tan difícil transformar nuestras cabelleras, como ya se hacía tiempo atrás. Los antiguos romanos cubrían su cabello con excremento de paloma como preparado aclarador y, más recientemente, nuestras madres de los años 60 y 70 utilizaban las planchas normales de la ropa para alisarse el pelo. Afortunadamente para nosotras, podemos reproducir la imagen de las figuras más famosas por su hermoso cabello de un modo relativamente fácil y sin estropearnos el pelo. Las innovadoras herramientas de hoy en día, como rizadores, planchas y secadores de última generación, son más fáciles de usar y más respetuosos con nuestro cabello y, además, nos ofrecen mil posibilidades de acabado, desde una melena lisa hasta el peinado más rebuscado.

BRIGITTE BARDOT (1934-)

En 1956 la seductora actriz francesa Brigitte Bardot fue presentada al público de Estados Unidos con su película *...And God Created Woman* (*Y Dios creó a la mujer*). En ella, una Brigitte Bardot en biquini correteaba por las calles de St. Tropez con un *look* de lo más *sexy*. Dada la forma juguetona en la que la actriz hacía ostentación de su sensualidad, muy pronto la prensa empezó a referirse a ella como la «sexy kitten» («gatita sexy»), una expresión que empezó a ser habitual en Estados Unidos.

El *look* de gatita *sexy* de Brigitte Bardot consistía en unas cuantas pestañas postizas en los ángulos externos de los párpados y un rabillo de *eyeliner* negro para que sus ojos parecieran más grandes e inocentes (v. págs. 31 y 51); unos labios gruesos, que realzaba con un denso rosa mate y cuyo contorno ampliaba para conseguir un aspecto más carnoso; y una melena alborotada, de largos mechones rubios peinados hasta alcanzar volúmenes épicos mediante métodos de rizado y cardado. Tanto si la llevaba suelta como recogida hacia arriba, su sugerente melena ligeramente desgreñada era quizá el peinado más atractivo que cabía imaginar y el más alejado de los cabellos ñoños y absolutamente inmóviles de principios de los años 50.

Brigitte Bardot, que protagonizó películas como *A Very Private Affair* (*Vida privada*, 1962) y *Contempt* (*El desprecio*, 1963), no solo hacía ostentación de su *look* felino en sus interpretaciones en el cine, sino que, fuera de la gran pantalla, también vivía como una mujer sexualmente liberada: tuvo varias aventuras sentimentales

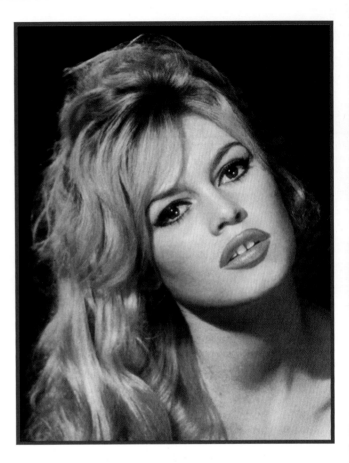

perfectamente documentadas y todo ello, junto con su melena alborotada, contribuyó a preparar el terreno para la revolución de la independencia sexual de los años 60.

> «*En realidad soy una gata transformada en mujer... Ronroneo. Araño. Y a veces muerdo.*»
> —Brigitte Bardot

Brigitte Bardot esencial

- *...And God Created Woman* (*Y Dios creó a la mujer*) (película, 1956)
- *Le Mépris* (*El desprecio*) (película, 1963)
- *Viva Maria* (*Viva María*) (película, 1965)
- *The Best of Bardot* (álbum, 2005)

MELENA ALBOROTADA

FUNCIONA MEJOR EN
Cabellos largos lisos, alisados u ondulados

ELEMENTOS NECESARIOS
- Mousse
- Secador de pelo con boquilla
- Cepillo grande y redondo
- Rulos grandes de velcro con revestimiento cerámico
- Rizador de 2,5-5 cm de diámetro
- *Spray* de acabado o laca de fijación media
- Peine para cardar (opcional, v. Consejo de profesional)

TIEMPO REQUERIDO
30 minutos

CÓMO SE HACE
❶ Sécate el pelo con una toalla, péinalo y déjalo húmedo. Si tienes el pelo fino, aplica *mousse* en las raíces para levantarlo ligeramente y darle un poco de volumen.

❷ Pon la cabeza hacia abajo y sécate el pelo en esta postura, pasando los dedos entre el cabello, de las raíces a las puntas.

❸ Vuelve a poner la cabeza en posición erguida. Con el cepillo redondo, seca el pelo de la coronilla (el pelo que cubre la parte más alta de la cabeza, unos 8 cm, de las raíces a las puntas) en mechones de unos 3 cm, comenzando por delante y avanzando hacia atrás.

❹ Comienza en la línea de nacimiento del pelo, es decir en torno a la frente, y enrolla en los rulos mechones de 5 cm de pelo hacia la parte posterior de la cabeza. Sigue enrollando el cabello por mechones hasta superar la coronilla. Deja la parte inferior del pelo sin enrollar.

❺ Con un cepillo redondo grande, seca el resto del cabello utilizando el secador.

❻ Con el rizador de pelo, ondula el resto de la melena. Enrolla en espiral mechones de 3 a 5 cm de pelo alrededor de la barra, dejando las puntas sin rizar (los 3-5 cm finales).

❼ Retira los rulos del paso 4 y pasa los dedos entre los rizos para romperlos. Este gesto dará movimiento a tu melena y le conferirá un aspecto alborotado. (Si lo prefieres, puedes recogerte la mitad del cabello hacia arriba y dejar la otra mitad suelta.)

❽ Termina con un ligero toque de laca.

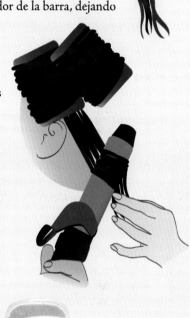

Consejo de profesional

Para crear aún más volumen, peina hacia atrás (o carda) el cabello en las raíces. Para hacerlo, sujeta recto hacia arriba y lejos de la cara un mechón de pelo de unos 3 cm de ancho, coloca el peine a 3 o 5 cm de la raíz y deslízalo hacia las raíces varias veces, hasta conseguir el grado de abultamiento que desees. Repite el procedimiento con tantos mechones de pelo como desees.

También

Claudia Schiffer
Scarlett Johansson
Pamela Anderson
Cameron Diaz

ANNA WINTOUR (1949-)

Anna Wintour ha sido descrita en diversas ocasiones como la mujer más poderosa de la industria de la moda, aunque nunca ha diseñado una colección, ni ha sido propietaria de tienda alguna ni ha cosido un vestido. Su influencia le viene por ser la directora de *Vogue* que ha ejercido el cargo durante más tiempo, brindando su apoyo a los nuevos diseñadores con más talento y dictando tendencias por igual para expertos en moda y tiendas. Y se la conoce también por ejercer su cargo con mano de hierro, forjando y rompiendo carreras con su estilo decidido y algo ajeno a los sentimientos. De hecho, la película de 2006 *The Devil Wears Prada* (*El diablo se viste de Prada*), que trata de la directora tiránica de una revista de moda, se basó supuestamente en ella.

Resulta difícil saber cuánto de realidad hay en esa rigurosidad que se atribuye a Anna Wintour, pero su cabello —un *bob* liso y perfectamente peinado— definitivamente hace honor a su fama. Las característica de su corte de pelo son precisión, contundencia y meticulosidad. Cuenta la leyenda que se hizo este corte por primera vez con 15 años y que lo ha mantenido durante más de 50. Pero el corte *bob* no es, por definición, el estilo de pelo de un perfeccionista. Se hizo famoso por primera vez de la mano de estrellas del cine mudo como Louise Brooks y de las mujeres más modernas de la época del jazz. En aquellos locos años 20 el estilo *bob* se asociaba a esas alegres chicas, habituales de las fiestas, que quisieron cortarse sus cabellos tradicionalmente largos y pesados como expresión de liberación y rebelión. Con el paso de los años, Anna Wintour redefiniría la imagen del corte *bob* para que tuviera menos connotaciones de anticonvencionalismo y rebeldía y más de frialdad y de elegancia propias de reina madre.

> « *A la vista del éxito académico de mis hermanos y hermanas, yo me sentía más bien como un fracaso. Ellos eran superbrillantes, de modo que supuse que yo trabajaría como decoradora. Pasaba la mayor parte del tiempo escondida tras mi pelo y era tímida hasta extremos de parálisis. Siempre fui el hazmerreír de mi familia. Siempre pensaron que era poco seria.* »
>
> —Anna Wintour

Anna Wintour esencial

- *Stylist: The Interpreters of Fashion* (guía de moda, 2007)
- *The September Issue* (documental, 2009)
- *60 Minutes: Anna Wintour* (entrevista de televisión, 2009)

BOB LISO

FUNCIONA MEJOR EN
Cabellos cortos o por los hombros, lisos, alisados u ondulados

ELEMENTOS NECESARIOS
- Rulos medianos de velcro con revestimiento cerámico
- Secador de pelo
- Plancha plana (que caliente hasta 200 °C)
- Peine
- Laca de fijación media
- *Spray* abrillantador (opcional)

TIEMPO REQUERIDO
25 minutos

CÓMO SE HACE
❶ Comienza con el pelo seco en un 85%. Con los rulos, ve enrollando mechones de 3 cm de pelo, hacia arriba y hacia atrás. Los rulos deben quedar paralelos a tu línea del pelo en la frente. Ponte rulos en todo el cabello (menos el flequillo). Comienza en la parte junto a la línea del pelo y avanza hacia atrás.
❷ Si tienes flequillo, enróllalo en un

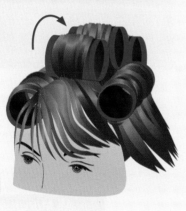

También

Isabella Blown

Christina Ricci

Josephine Baker

Edna Mode (en la película de animación Los Increíbles)

Mary Quant

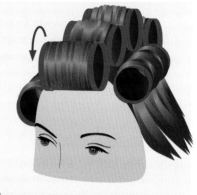

rulo en dirección opuesta, es decir, hacia abajo y hacia la línea del pelo.
❸ Con el secador, seca el cabello enrollado en los rulos durante 15 segundos (esto dará cuerpo y un aire natural a tu cabello). Después, deja reposar los rulos durante 5-10 minutos (cuanto más tiempo los dejes puestos, más volumen obtendrás). Retira los rulos.
❹ Péinate pasando los dedos entre el cabello.
❺ Pasa por la plancha las puntas del cabello, apenas los últimos 2 cm (salvo el flequillo). Este truco otorga un aspecto más liso, sin quitar el volumen recién creado.

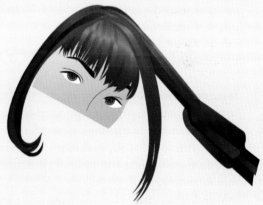

❻ Peina el flequillo.
❼ Aplica una ligera capa de laca por toda la cabeza para fijar el peinado. También puedes darte un toque de *spray* abrillantador para que tu cabello no tenga un aspecto apagado.

Consejo de profesional

Este peinado hace que tu pelo parezca al instante más grueso, de modo que resulta excelente para personas con cabello fino.

ALI MACGRAW (1939-)

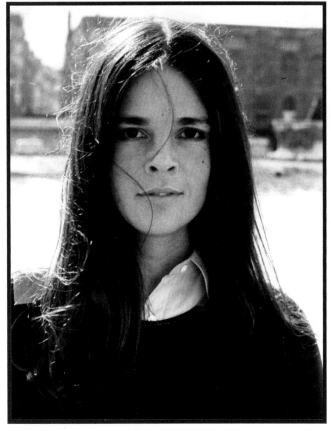

En 1968 Ali MacGraw trabajaba en la ciudad de Nueva York como estilista en una revista y, ocasionalmente, como modelo. Debutó en el mundo del cine un año más tarde y fascinó al público con sus dos interpretaciones consecutivas en la gran pantalla de sendas estudiantes, en *Goodbye, Columbus* (1969) y *Love Story* (1970). Fue muy bien acogida por su carisma en la gran pantalla, pero lo que la gente sigue recordando aún hoy es su *look* en las películas, ese estilo sano y natural que consistía en un maquillaje apenas perceptible y un cabello largo y también muy natural.

Tras la popularidad alcanzada por las películas, el *look* de Ali MacGraw fue más allá de las pantallas de cine. Apenas tres semanas después del estreno de *Love Story*, aparecía en la portada de la revista *Time* con el cabello liso enmarcando su cara bajo la leyenda «The Return to Romance» (El retorno al romanticismo). La portada sellaba su condición de icono cultural.

Tanto dentro como fuera de la pantalla, Ali MacGraw llevaba a menudo un pañuelo o un gorro de lana (que empezó a llamarse en Estados Unidos «Ali cap» o gorro de Ali) sobre ese cabello brillante, que siempre llevaba peinado con raya en medio, un *look* muy en la línea del movimiento *hippy* bohemio de finales de los 60. Esta imagen natural era feminista, pero al mismo tiempo resultaba sumamente femenina. Aunque su condición

de *it girl* se desvaneció rápidamente, las mujeres han seguido utilizando su estilo de peinado: su vitalidad, su aire juvenil y su naturalidad lo han convertido en un estilo popular y atemporal.

 Mi padre solía ir a buscarme al tren cuando llegaba vestida de modelo y le espantaba tanto mi aspecto que empecé a lavarme la cara en el aseo de mujeres de la Grand Central Station, como una prostituta que de día trabaja en un convento. »
—Ali MacGraw

Ali Macgraw esencial

- *Goodbye, Columbus* (**Complicidad sexual**) (**película, 1969**)
- *Love Story* (**película, 1970**)
- *The Getaway* (**La huída**) (**película, 1972**)
- *Moving Pictures* (**autobiografía, 1991**)

MELENA AL VIENTO

FUNCIONA MEJOR EN
Cabello largo o por los hombros, liso, alisado u ondulado

ELEMENTOS NECESARIOS
- Secador de pelo
- Cepillo redondo grande
- Laca de fijación fuerte

TIEMPO REQUERIDO
15 minutos

CÓMO SE HACE
❶ Comienza con el cabello húmedo y sécatelo tomando mechones de 5 cm. Toma un mechón desde la raíz con el cepillo redondo mientras sostienes el secador por la boquilla y tira del cepillo hacia abajo a lo largo de todo el mechón, moviendo el secador al tiempo que el cepillo.

Cuando llegues a la punta, gira el cepillo en el sentido de las manecillas el reloj o en sentido inverso antes de soltar el mechón. Este gesto dará a las puntas más volumen y movimiento.

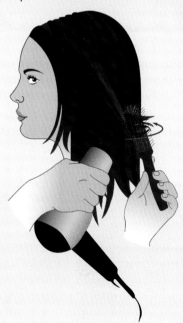

❷ Aplica una ligera capa de laca sobre el mechón. Repite los pasos 1-2 con cada mechón hasta que hayas secado todo el pelo.

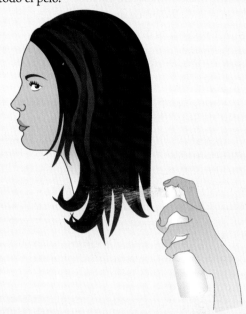

❸ Hazte la raya en el centro y pasa los dedos entre el cabello para crear la imagen de ondas sueltas.

❹ Termina con una ligera aplicación de laca.

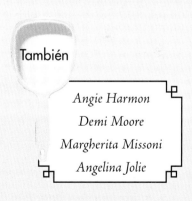

También

Angie Harmon

Demi Moore

Margherita Missoni

Angelina Jolie

BETTIE PAGE (1923-2008)

La modelo *pinup* Bettie Page comenzó su carrera en los años 50 en la ciudad de Nueva York, posando en biquini para fotógrafos aficionados de un club de fotografía que realizaban retratos sexis de mujeres para su distribución clandestina. De aquí pasó muy pronto al trabajo como modelo para portadas de revistas para hombres de publicación en Estados Unidos, como *Wink*, *Tattler* y *Playboy*. Poco tiempo después, Hugh Hefner se refería a ella como «la mejor chica *pinup* del mundo». Es posible que en los años 50 las fotos de Bettie Page pudieran considerarse atrevidas, pero ciertamente no eran en absoluto obscenas para los estándares actuales —a menudo posaba vestida y solía aparecer en las fotos ofreciendo a la cámara una amable sonrisa.

Bettie Page se hizo famosa sin duda por su curvilínea figura, pero no menos atención atraería más tarde su característico flequillo en forma de «U». No importa cómo peinara el resto de su pelo, recogido en una cola de caballo o suelto y ondulado: siempre se cepillaba su denso y brillante flequillo hacia delante, enmarcando a la perfección su rostro. Se hizo tan famosa por su flequillo que su estilo empezó a conocerse como el peinado de «Bettie Page».

La carrera de la modelo duró apenas siete años, desde 1950 hasta 1957, pero su *look*, mezcla de deseada vecina de al lado y *sexy* ángel negro, se ha convertido en todo

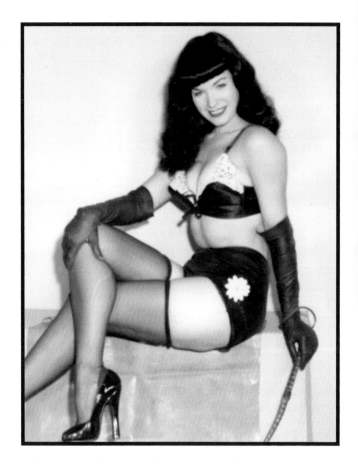

un icono. Su imagen sigue apareciendo en camisetas, películas y en páginas web que le rinden homenaje en todo el mundo y su famoso flequillo forma parte del *look* de las chicas *rockabilly* más *chic* y de las modelos supertatuadas del sitio web SuicideGirls, todo un homenaje al arte *pinup*.

> No sé lo que entienden ellos por icono. Yo nunca he pensado en mí misma como tal. Me parece ajeno a mí. Yo solo era una modelo, pensando en tantas poses diferentes como podía. Ganaba más dinero como modelo que como secretaria. Tenía un montón de tiempo libre. Podía volver a trabajar después de estar ausente varios meses. No habría podido hacer todo eso si hubiese sido una secretaria.
>
> —Bettie Page

Bettie Page esencial

- *Bettie Page: Queen of Hearts!* (retrospectiva fotográfica, 1996)
- *Bettie Page: Pinup Queen* (documental, 1998)
- *The Notorious Bettie Page* (Betty Page: la chica de las revistas) (película biográfica, 2005)

CABELLO

PEINADO DE CHICA PINUP

FUNCIONA MEJOR EN

Cabellos largos o por los hombros, lisos, alisados u ondulados, y con flequillo

ELEMENTOS NECESARIOS

- Secador de pelo
- Cepillo redondo grande
- Cepillo redondo pequeño
- 1 rulo de velcro de tamaño mediano
- Rizador de pelo de barra ancha
- Laca de fijación fuerte
- *Spray* abrillantador (opcional)

TIEMPO REQUERIDO

20 minutos

CÓMO SE HACE

1. Comienza con el pelo húmedo. Con un cepillo redondo grande, sécate el pelo en la función media/alta hasta que esté completamente seco.
2. Con el cepillo redondo pequeño, enrolla el flequillo hacia abajo y hacia la cara y sécalo completamente.
3. Cuando el flequillo esté seco, utiliza el rulo para curvarlo hacia abajo, enrollando el pelo en él hacia la cara. Fija el rulo a la altura de la línea del pelo. Deja el rulo reposar mientras peinas el resto del cabello.
4. Comienza por la parte frontal de la cabeza. Toma un mechón de unos 5 cm, sujétalo con las puntas de los dedos y enróllalo en espiral alrededor de la barra del rizador. Hazlo con la pinza del rizador (si la tiene) cerrada, enrollando el pelo por encima de la

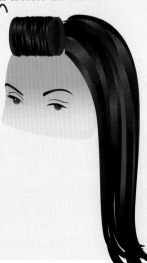

misma. Deja las puntas (en torno a los últimos 5 cm) sin rizar. Mantén durante cinco segundos. Repite por mechones de 5 cm hasta que hayas ondulado todo el cabello.

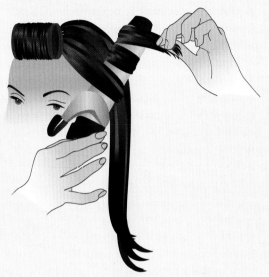

5. Una vez que hayas ondulado todos los mechones, pasa los dedos entre el cabello, de las raíces a las puntas, para conseguir un pelo suavemente ondulado.
6. Retira el rulo del flequillo y péinalo hacia abajo en dirección a la cara. Termina con un toque ligero de laca. Aplícate también *spray* abrillantador, para un acabado más atractivo.

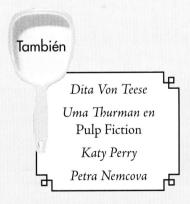

También

Dita Von Teese

Uma Thurman en
Pulp Fiction

Katy Perry

Petra Nemcova

VERONICA LAKE (1922-1973)

Veronica Lake hizo su primera aparición como actriz en el año 1940, en la comedia *Forty Little Mothers*. Tenía solo un pequeño papel, pero un accidente con su pelo durante el rodaje cambiaría para siempre su imagen ante el público. La actriz llevaba su larga melena peinada por detrás de una oreja cuando una onda le cayó hacia delante, sobre la cara, cubriéndole un ojo durante una toma. El director Busby Berkeley la encontró tan seductora que insistió en que llevara el pelo de esa manera durante el resto de la película, con una rubia cortina de largas ondas cubriéndole un ojo. Había nacido su seña de identidad.

Tras el lanzamiento de su carrera como actriz, empezó a ser conocida por sus papeles de chica dura en clásicos del cine en blanco y negro, como *The Blue Dahlia* (*La Dalia azul*, 1946), *This Gun For Hire* (*El cuervo*, 1942) y *The Glass Key* (*La llave de cristal*, 1942) y su peinado se convirtió en el estilo más imitado de la década. Muy pronto, los anuncios promocionales de la Paramount hacían alusión a su peinado con expresiones como «Detour Coiffure» o «Peeping Pompadour».

Pero el peinado planteaba un problema: suponía un riesgo de accidente en las fábricas en las que trabajaban las mujeres durante la II Guerra Mundial. Las obreras que se peinaban según el estilo *peekaboo* (expresión con la que empezó a conocerse el peinado y que equivaldría al «cucú-tras», en alusión a ese rostro medio escondido tras el mechón de pelo) se enganchaban a menudo con el pelo en la maquinaria. En 1942, el gobierno llegó a

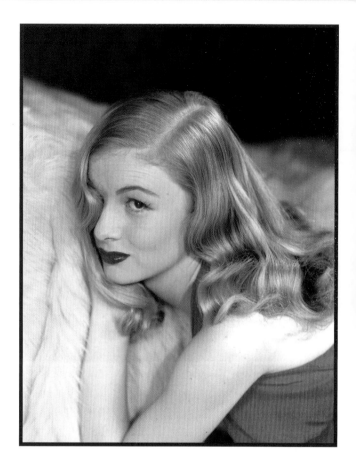

pedir a Veronica Lake que cambiara su peinado, algo que la actriz hizo temporalmente, si bien las mujeres siguieron usándolo. Finalmente, las fábricas tuvieron que suministrar redecillas para el pelo a las trabajadoras. El peinado *peekaboo* había llegado para quedarse.

Veronica Lake esencial

- *Sullivan Travels* (**Los viajes de Sullivan**) (**película, 1941**)
- *The Blue Dahlia* (**La dalia azul**) (**película, 1946**)
- *L.A. Confidential* (**recreación interpretada por Kim Basinger, película, 1997**)

« *Yo nunca hacía pastel de queso como Ann Sheridan o Betty Grable. Yo simplemente usaba mi pelo.* »

—Veronika Lake

ONDAS *PEEKABOO*

FUNCIONAN MEJOR EN
Cabello largo liso, alisado u ondulado

ELEMENTOS NECESARIOS
- Loción/espuma moldeadora o gel ligero
- Peine
- Pinzas o planchas de pelo para crear ondas
- Secador de pelo
- Cepillo redondo

TIEMPO REQUERIDO
30-40 minutos

CÓMO SE HACE
1. Comienza con el pelo húmedo y aplícate la loción o la espuma moldeadora, o el gel.
2. Péinate con raya a un lado. Toma el mechón diagonal de cabello que va de la raya a la oreja.

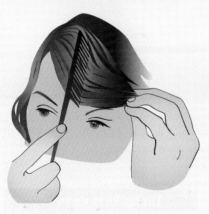

También

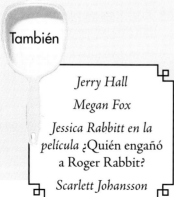

Jerry Hall

Megan Fox

Jessica Rabbitt en la película ¿Quién engañó a Roger Rabbit?

Scarlett Johansson

3. Con el peine, empuja el mechón de pelo hacia la raya, creando una onda, y coloca una pinza.

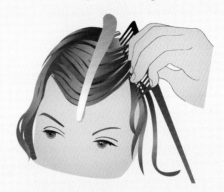

4. Repite el procedimiento avanzando hacia la sien.

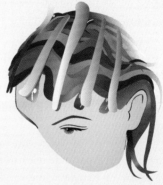

5. Sécate el resto del pelo mientras lo peinas con el cepillo redondo. Aplica también calor sobre las ondas sujetas con las pinzas.
6. Cuando el mechón sujeto con las pinzas esté seco, retíralas y deja que las ondas caigan libres. Si quieres mezclar las ondas con el resto del pelo, peina las puntas.

DIANA ROSS (1944-)

Diana Ross creció en la turbulenta ciudad de Detroit y fue descubierta por el fundador de la compañía discográfica Motown Records cuando era apenas una adolescente. En 1961 se unió al grupo *soul* The Supremes, integrado solo por mujeres, convirtiéndose pronto en la figura más destacada del trío y, con el tiempo, en un icono del pop internacional.

Cuando se unió a las Supremes, en Estados Unidos las intérpretes de color eran pocas y especialmente sensibles a las críticas del público. De modo que el grupo puso especial atención en crear una imagen elegante y femenina en línea con la de sus homólogas blancas de estilo conservador, que llevaban vestidos rectos convencionales y peinados cardados. Pero a medida que fueron ganando popularidad, se encontraron en condiciones de crear tendencia, en lugar de tener que seguir modas ajenas. Comenzaron a vestirse con prendas ajustadas y brillos y Diana Ross se dejó el pelo como en realidad lo tenía: muy rizado y hermosamente voluminoso.

En 1968 apareció en el espacio de televisión de enorme popularidad en Estados Unidos *Ed Sullivan Show* luciendo un peinado del más puro estilo afro, que pocas se atreverían a llevar. A esas alturas, era una de las mujeres de color más famosa de Estados Unidos y su pelo afro impulsó a legiones de mujeres afroamericanas a llevar su cabello natural y a abrazar los valores del movimiento «Black is Beatiful». Más tarde, como cantante solista, Diana Ross luciría una gran melena larga, rizada y salvaje, propia de toda una diva.

« *[Belleza] significa ser una buena persona, tener integridad, ser solidario y leal en tu trabajo. ¡Esa es la clave! Ser autoindulgente con el propio aspecto no es importante.* »

—Diana Ross

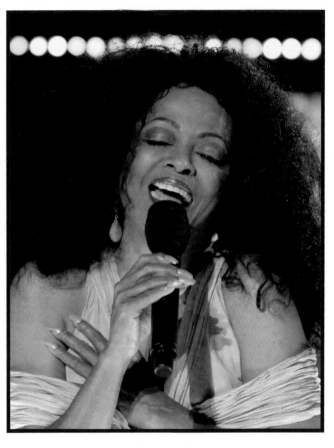

Su *look* inspiró y sigue inspirando a muchas personas a ser quienes realmente son.

Diana Ross esencial

- *Lady Sings the Blues* (Ocaso de una estrella) (álbum y película, 1972)
- *Mahogany* (álbum y película, 1975)
- *The Wiz* (El Mago) (película, 1978)
- *The Ultimate Collection: Diana Ross and The Supremes* (álbum, 1995)
- *Diana Ross: Going Back* (autobiografía, 2004)

CABELLO DE DIVA

FUNCIONA MEJOR EN
Cabello de rizo apretado

ELEMENTOS NECESARIOS
- Champú superhidratante
- Tratamiento acondicionador profundo no graso
- Peine de púas anchas
- Gel ligero
- Crema hidratante para cabello rizado
- Pinzas para el pelo largas, de plástico
- Secador de pelo con boquilla para gorro
- Peine ahuecador
- *Spray* abrillantador con aceite hidratante

TIEMPO REQUERIDO
45 minutos

CÓMO SE HACE
❶ Prepara el cabello lavándolo con un champú superhidratante y aplica después un tratamiento acondicionador profundo, peinando el cabello al mismo tiempo. Aclara, péinate con el peine de púas anchas y deja secar al aire.

❷ Divide el cabello en cuadrantes: arriba a la izquierda y a la derecha y abajo a la izquierda y a la derecha (separa el pelo creando un signo «+» en lo alto de la cabeza). Pon en la palma de tu mano cantidades equivalentes del gel ligero y de la crema para cabello rizado (suficiente para cubrir todo el cabello) y mezcla ambos productos. Después extiende el producto cuadrante

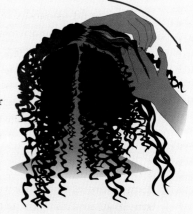

por cuadrante por todo el cabello, de las raíces a las puntas y mechón a mechón. Estira los rizos para conseguir mayor longitud.

❸ Toma un cuadrante a la altura de la raíz y coloca una pinza de plástico alrededor del mismo. Repite con los otros tres cuadrantes. Esto estirará los rizos a la altura de la raíz y te ayudará a alargar el pelo.

❹ Ponte el gorro del secador y sécate completamente el cabello en posición media-alta.

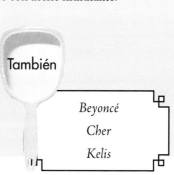

❺ Retira la pinzas. Aplica una cantidad de crema hidratante equivalente a una moneda de la raíces a las puntas, al tiempo que estiras los rizos.

❻ Con el peine ahuecador, peina el cabello dándole la forma y el volumen deseados.

❼ Termina con una ligera aplicación de *spray* abrillantador con aceite hidratante.

Consejo de profesional

Para mantener tu cabello rizado sano y suave en lugar de encrespado y seco, lávatelo cada cuatro días y acondiciónalo siempre en profundidad. Además, evita los aceites y los productos de base oleosa, que añaden peso al cabello y obstruyen los poros del cuero cabelludo.

También

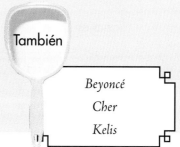

Beyoncé

Cher

Kelis

DOROTHY DANDRIDGE (1922-1965)

CABELLO

Dorothy Dandridge se ganó los corazones de los estadounidenses con la película *Carmen Jones* (1954), en la que interpretaba el papel de *sexy* trabajadora de la confección de paracaídas en un campamento militar, donde todos eran hombres de color. Interpretó el papel de forma tan convincente que enseguida le llegó la fama de *sex symbol*. En Estados Unidos muchos consideraron esto como un gran cumplido, en una época en la que los ciudadanos afroamericanos sufrían una grave discriminación. Pero a Dorothy Dandridge no le gustaba su fama: ella quería que se la conociera no como una *sex symbol*, sino como la actriz elegante que era.

Y sin duda ella era elegante. La piel perfectamente empolvada, los labios de un rojo intenso y seductor y el cabello peinado en ondas sueltas componían una imagen entre sofisticada y accesible, en perfecto equilibrio.

Murió a los 42 años, tras una corta carrera. Pero hizo historia como una de los primeras actrices afroamericanas nominadas a los premios de la Academia de Hollywood (por su papel en *Carmen Jones*). Y sus ondas perfectas y un *look* magistralmente orquestado se convirtieron en referente de elegancia, de esa elegancia que mujeres de todo el mundo siguen buscando para sí mismas.

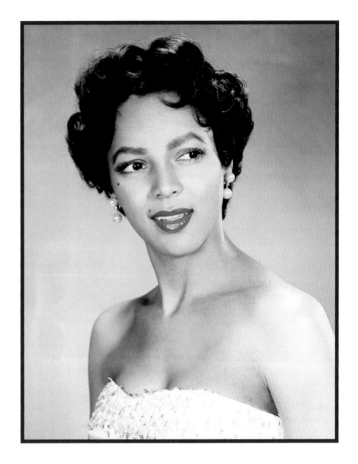

« *Si fuera blanca, me comería el mundo.* **»**
—Dorothy Dandridge

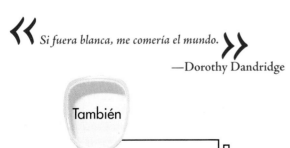

También

Halle Berry
Janet Jackson
Christina Aguilera

Dorothy Dandridge esencial

- *Carmen Jones* (película, 1954)
- *Porgy and Bess* (Porgy y Bess) (película, 1959)
- *Introducing Dorothy Dandrige* (Dorothy Dandridge: la estrella que se enfrentó a Hollywood) (película biográfica, 1999)
- *Everithing and Nothing: The Dorothy Dandridge Tragedy* (biografía, 2000)

RIZOS SUELTOS

FUNCIONAN MEJOR EN
Cabello por los hombros o más corto, de todas las texturas

ELEMENTOS NECESARIOS
- *Spray* acondicionador y protector frente al calor
- Secador de pelo y accesorio con peine (para cabello de rizo apretado) o secador de pelo con cepillo redondo (para cabellos alisados o de otro tipo)
- Plancha (que caliente a 400 grados)
- Rizador de termostato ajustable, con barra de 2,5 cm y pinza incorporada
- Pinzas metálicas
- Laca sin alcohol
- Horquillas (opcional)

TIEMPO REQUERIDO
30-40 minutos

CÓMO SE HACE
1. Comienza con el pelo húmedo. Aplica uniformemente por toda la cabeza el *spray* acondicionador y protector para el calor.
2. Seca el pelo con el secador en posición de calor medio o alto. Para el cabello de rizo apretado, sujeta el secador por la boquilla y seca toda la cabeza «pasando» las púas del accesorio-peine por el pelo, desde las raíces hasta las puntas. Para cabellos alisados o de otro tipo, haz lo mismo, pero utiliza un cepillo redondo en lugar del accesorio-peine del secador. Cuando termines, te quedará el cabello con un aspecto suave.

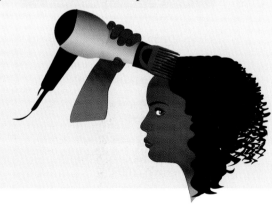

3. Comenzando por la parte frontal de la cabeza, toma un mechón de 3 cm y pínzalo por las puntas en el rizador. Para enrollar el pelo, gira el rizador en el sentido de las agujas del reloj, enrollando una capa de pelo sobre la anterior, de manera que cubras solo una pequeña porción de la barra del rizador, en lugar de la barra en toda su longitud. Mantén hasta que sientas el calor sobre tu pelo. Suelta el mechón del rizador.
4. Toma el mechón que acabas de rizar, sujétalo por las puntas y enróllalo sin apretar en torno a tus dedos corazón e índice. Continúa enrollando el pelo alrededor de los dedos hasta llegar al cuero cabelludo. Utiliza un pinza metálica para prender en la cabeza el mechón por la punta. Una vez sujeto, el mechón tendrá el aspecto de un caracolillo. Rocía los rizos con laca y deja reposar hasta que se enfríen.
5. Repite los pasos 3 y 4 hasta que hayas rizado todo el pelo, colocando las correspondientes pinzas.
6. Retira las pinzas metálicas. Si tienes el pelo corto (como Dorothy Dandridge), péinate arreglándote simplemente los rizos sueltos con los dedos. Si tienes el pelo largo, puedes utilizar alguna horquilla.
7. Termina con una ligera aplicación de laca.

FARRAH FAWCET (1947-2009)

En 1976, una nueva serie de la televisión estadounidense sobre tres hermosas detectives privadas, *Charlie's Angels* (*Los Ángeles de Charlie*), catapultó a la fama a tres actrices: Farra Fawcett, Kate Jackson y Jaclyn Smith. La chica del trío que mayor sensación causó fue sin duda Farra Fawcett, actriz nacida en Texas que destacaba por su enorme sonrisa, un bonito bronceado y una espectacular melena rubia. Al mismo tiempo que se estrenaba la serie, se lanzó al mercado un póster de Farra Fawcett que sería todo un éxito de ventas y en el que la joven aparecía sonriente, posando con un traje de baño rojo. Se vendieron 12 millones de copias, que afianzaron la imagen de la actriz como todo un icono de la cultura pop. Mujeres de todo el mundo acudían a la peluquería pidiendo el corte de pelo y el peinado de Farrah Fawcett.

Pero ¿qué hacía que ese estilo de melena larga, multicapeada y con mucho movimiento tuviera tanta aceptación? A diferencia de los cortes de pelo perfectamente peinados de décadas anteriores, el estilo «Farrah» era un peinado informal, ligero, con mucho movimiento, que quedaba bien tanto alborotado y despeinado como recién salido de la peluquería.

La actriz tejana abandonó *Los Ángeles de Charlie* al cabo de un año para interpretar papeles más dramáticos, entre ellos los de una víctima de maltrato y una asesina convicta. Pero siempre se la recordará por su hermosa cabellera, que sugería libertad e independencia: valores que, en los años 70, estaban en línea con el movimiento de liberación de la mujer.

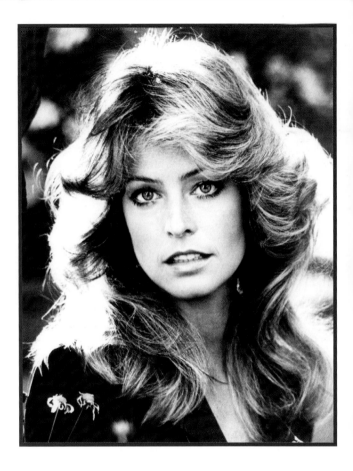

Farrah Fawcet esencial

- *Charlie's Angels* (**Los Ángeles de Charlie**) **(serie de televisión, 1976)**
- *The Burning Bed* (**La cama en llamas**) **(película, 1984)**
- *The Apostle* (**El apóstol**) **(película, 1997)**
- *My Journey with Farrah: A Story of Life, Love and Friendship* **(biografía, 2009)**

CABELLO

MELENA CAPEADA CON VOLUMEN

FUNCIONA MEJOR EN
Cabellos por los hombros o más largos, lisos o alisados

ELEMENTOS NECESARIOS
- Rulos calientes (preferiblemente de 3 cm)
- Cepillo para el pelo
- Laca de fijación media o *spray* de acabado

TIEMPO REQUERIDO
20 minutos

CÓMO SE HACE
❶ Comienza con el pelo seco. Calienta los rulos según se indica en las instrucciones del producto. Después, comenzando por el pelo más próximo a la cara, toma un mechón (de aproximadamente 3 cm, aunque dependerá del tamaño de los rulos) y sitúa el rulo al final del mechón. Enrolla el pelo hacia la cara. Continúa de esta manera por toda la cabeza, siempre enrollando los mechones hacia la cara.

❷ Cuando hayas colocado rulos por toda la cabeza, rocíalos con el *spray* de acabado.

❸ Cuando se hayan enfriado los rulos, desenrolla el pelo y aplica un poco más de *spray* de acabado. Usa los dedos para arreglar los rizos.

❹ Utiliza el cepillo para suavizar los rizos.

❺ Termina con una ligera aplicación de laca.

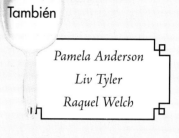

También

Pamela Anderson
Liv Tyler
Raquel Welch

Consejo de profesional

Para mantener un peinado ligero y con movimiento, aplica con moderación los productos para el peinado.

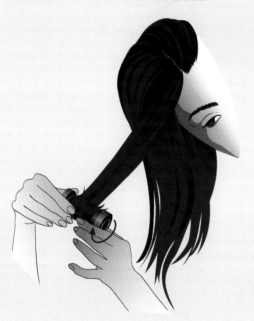

《《 *Dios otorgó a las mujeres intuición y feminidad. Usada adecuadamente, esta combinación confunde fácilmente el cerebro de todos los hombres que he conocido.* **》》**

—Farrah Fawcett

MIA FARROW (1945-)

En 1967, Mia Farrow fue seleccionada para el *thriller* psicológico *Rosemary's Baby* (*La semilla del diablo*), en el que interpretaba el papel protagonista. Hasta ese momento, se la conocía fundamentalmente por la dulce Allison MacKenzie, la encantadora chica de largos cabellos rubios de la serie de la televisión estadounidense *Peyton Place*, que se emitía en horario de máxima audiencia. Pero durante el rodaje de *La semilla del diablo*, el director Roman Polansky pidió al legendario estilista de peluquería Vidal Sassoon que visitara los estudios de la Paramount Pictures y le cortara el cabello a Mia Farrow para la película. Se supo que el célebre peluquero cobró por el corte 5.000 dólares.

Dado que las largas cabelleras se han utilizado a menudo como símbolo de feminidad y de virilidad, el corte de Mia Farrow sin duda fue una decisión atrevida. Conocido como «urchin» o «pixie», era un estilo supercorto, a lo chico, pegado a la cabeza, lo cual realzaba los delicados rasgos de la actriz. El nuevo *look* la convirtió en la artista más comentada del momento, y también en la más imitada.

Con el paso de los años, Mia Farrow llegó a ser una actriz consagrada. En los años 80 trabajó en

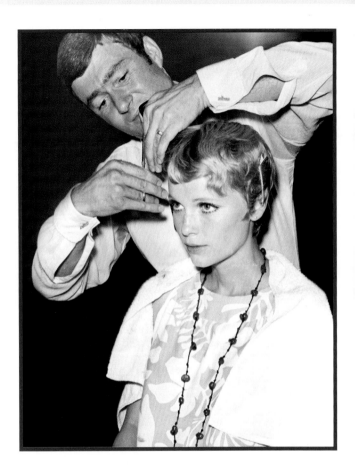

Mia Farrow esencial

- *Peyton Place* (**serie de televisión, 1966**)
- *Rosemary's Baby* (**La semilla del diablo**) (**película, 1968**)
- *Hannah and her sisters* (**Hanna y sus hermanas**) (**película, 1986**)
- *What falls away* (**autobiografía, 1997**)
- *Be Kind Rewind* (**Rebobine, por favor**) (**película, 2008**)

gran número de películas del que fuera su compañero sentimental, el escritor y director Woody Allen. Desde el año 2000, su carrera como actriz se ha visto eclipsada por su trabajo como Embajadora de Buena Voluntad de UNICEF; en 2008, fue reconocida por la revista *TIME* como una de las personas más influyentes del planeta por su implicación en los conflictos de Darfur. Sin embargo, los «fashionistas» siempre la recordarán como la mujer que dio a las jóvenes más audaces licencia para atreverse con lo corto, lo atrevido y lo libre.

« *No he sido delicada en lo que respecta a la manera de vivir. Me he tirado siempre de cabeza. De hecho debería ser más gorda, porque como mucho.* »

—Mia Farrow

ESTILO *PIXIE*

FUNCIONA MEJOR EN
Cabello corto liso, alisado u ondulado

ELEMENTOS NECESARIOS
- Bálsamo para alisado
- Plancha (que caliente a 200 ºC)
- Laca de fijación media

TIEMPO REQUERIDO
5 minutos

CÓMO SE HACE
❶ Comienza con el pelo seco y peinado. Pon en tus manos una cantidad de bálsamo para alisar equivalente a una moneda y pasa los dedos por el pelo, suavizando los mechones rebeldes.

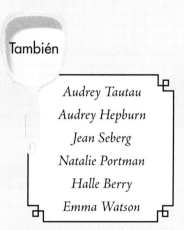

También

Audrey Tautau

Audrey Hepburn

Jean Seberg

Natalie Portman

Halle Berry

Emma Watson

❷ Con la plancha, plánchate el pelo por mechones de algo más de 1 cm. Comienza por la raíz del cabello, toma un mechón entre las palas de la plancha y después desliza rápidamente la plancha por el mechón en toda su longitud hasta las puntas. Debe ser un movimiento rápido y continuo. No mantengas la plancha quieta en un punto, o te quemarás el pelo. Repite una segunda vez con el mismo mechón y después pasa al siguiente mechón. Repite por mechones de algo más de 1 cm hasta que hayas alisado todo el cabello.

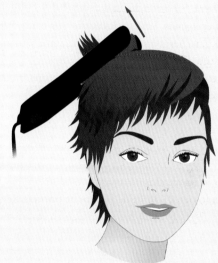

❸ Termina con una ligera aplicación de laca.

Consejo de profesional

¿Buscas algo más divertido? Cuando te alises el pelo con la plancha, gira ligeramente la muñeca hacia arriba al llegar a las puntas del pelo. Este movimiento creará un ligero rizo en los extremos y dará más textura al acabado. Para un look aún más funky, fija tu cabello con gel o brillantina.

FRIDA KALHO (1907-1954)

La artista mejicana Frida Kahlo es conocida sobre todo por su obra pictórica onírica y colorista, que incluía a menudo imaginería de su país, autorretratos y alusiones a su propio sufrimiento (sufrió dolores durante la mayor parte de su vida debido a una enfermedad infantil seguida de un accidente de tranvía). Se la recuerda asimismo por su famoso y convulso matrimonio con el muralista Diego Rivera. Sin embargo, Frida Kahlo causó también gran impacto en el mundo de la moda y de la belleza. Su estilo denotaba una fuerte influencia de sus orígenes. Vestía a menudo ropa tradicional de su país, llevaba sus gruesas cejas naturales y lucía un estilo de peinado también de influencia mejicana: raya en medio y trenzas entrelazadas con cintas o pañuelos y prendidas sobre la cabeza con flores y joyas, como una corona de reina.

Aunque el público llegó a pensar que sus cejas oscuras y sin depilar eran demasiado masculinas y que sus peinados de trenzas no estaban bien acabados, en 1938 Frida Kalho fue portada de *Vogue Paris*. Más tarde se convirtió en inspiración atemporal de artistas del maquillaje y diseñadores de moda de todo el mundo y su *look* sería reproducido en pasarelas de múltiples firmas, desde Karl Lagerfield hasta Marc Jacobs e Yves Saint Laurent. No obstante, por lo que más se la recuerda es, quizá, por su poderosa y desinhibida manera de presentarse a sí misma ante el mundo. No se doblegó ante los estándares de belleza de su época y, en lugar de ello, definió su propio estilo, un *look* fuerte, único y vital impregnado de historia, audacia y orgullo étnico.

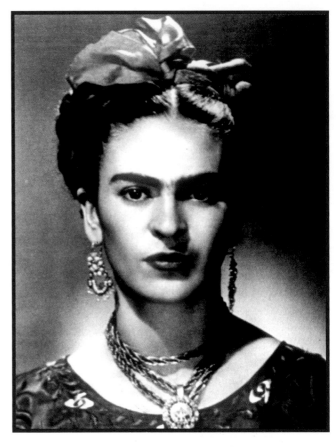

Frida Kalho esencial

- *Frida Kahlo: The Paintings* (biografía fotográfica, 1993)

- *Frida's Fiestas: Recipes and Reminiscences of Life with Frida Kahlo* (libro de cocina, 1994)

- *Frida* (representada por Salma Hayek, película, 2002)

- *The Diary of Frida Kahlo: An Intimate Self-Portrait* (libro autobiográfico, 2005)

- *Museo Frida Kahlo* (Ciudad de México)

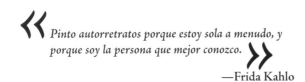

« *Pinto autorretratos porque estoy sola a menudo, y porque soy la persona que mejor conozco.* »
—Frida Kahlo

RECOGIDO CON TRENZAS

FUNCIONA MEJOR EN
Pelo largo de todas las texturas

ELEMENTOS NECESARIOS
- Peine de mango largo y puntiagudo
- 2 cintas largas
- Gomas transparentes para el pelo
- Horquillas
- Laca o *spray* de acabado

TIEMPO REQUERIDO
20-30 minutos

CÓMO SE HACE

❶ Comienza con el pelo húmedo y peinado. Con el peine de mango largo, hazte una raya en el centro de la cabeza y separa el cabello en dos partes.

❷ Comienza por un lado. En primer lugar, coloca una cinta sobre la cabeza en la coronilla (puedes usar una horquilla para sujetarla) y después empieza a crear una trenza francesa avanzando hacia el cuello. A medida que vayas trenzando el pelo, intercala la cinta. Continúa hasta las puntas del pelo y sujeta la trenza con una goma.

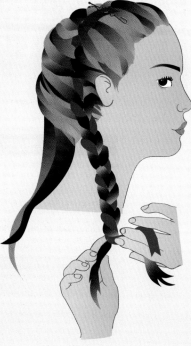

❸ Repite en el otro lado.

❹ Lleva las trenzas hacia arriba y crúzalas en la parte superior de la cabeza, fijándolas con horquillas por ambos lados.

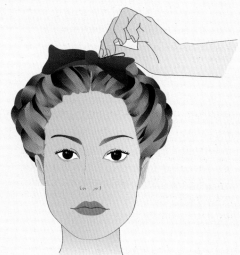

❺ Termina con un ligero toque de laca.

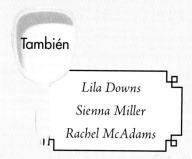

También

Lila Downs
Sienna Miller
Rachel McAdams

SIOUXSIE SIOUX (1957-)

La cantante punk Siouxie Sioux inició su ascenso al estrellato tras una valiente actuación improvisada en el London Punk Festival de 1976. Se necesitaba una actuación para llenar un hueco de última hora en el listado de artistas del festival y Siouxsie Sioux, una joven fan del punk vestida de cuero negro que andaba por ahí con los Sex Pistols y el diseñador de moda Vivienne Westwood, no dudó en aprovechar la ocasión. Sin experiencia alguna en actuaciones, subió al escenario y recitó un *Lord's Prayer* de 20 minutos, seguido de una versión propia del éxito de los Beatles «Twist and Shout». Las piezas elegidas eran atípicas para una actuación punk, pero el propósito que tenían —a saber, que la audiencia perdiera los estribos— era de lo más punk. Estos fueron los inicios de la larga y desenfrenada carrera musical de Siouxsie Sioux.

Poco después del festival de Londres creó una banda llamada Siouxsie and the Banshees y se convirtió en la artista de culto de las subculturas gótica y punk de las décadas de 1980 y 1990. No solo hacía gala de originalidad con su música *underground*, sino también con su imagen. Llevaba un maquillaje de ojos negros muy exagerado estilo Cleopatra (véase pág. 34), tonos de bruja y el pelo negro de punta hasta alcanzar proporciones épicas. El estilo antimoda resultaba osado, incluso amenazador, pero absolutamente original. Y a pesar de su filosofía de vida, que consistía en el «cada uno a lo suyo» y que defendía ante ese público que la adoraba, sus fans imitaron su cabello y su maquillaje hasta tal punto que se la empezó a conocer como la «Godmother of Goth», la «madrina del gótico».

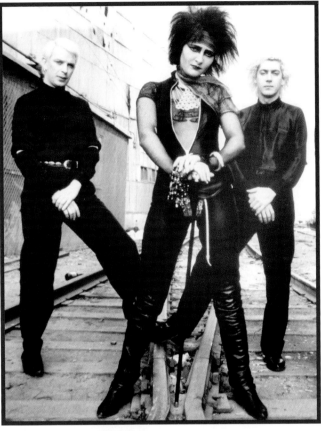

Siouxsie Sioux esencial

- *Siouxsie and the Banshees: The Authorized Biography* (biografía, 2002)
- *The Best of Siouxsie and The Banshees* (álbum, 2002)
- *Siouxsie: Dreamshow* (DVD, 2005)

CABELLO

PELO PUNK

FUNCIONA MEJOR EN

Cabellos por los hombros o más cortos, lisos o alisados

ELEMENTOS NECESARIOS

- Pasta moldeadora
- Secador de pelo
- Laca de fijación media
- Plancha (que caliente a 200 ºC)

TIEMPO REQUERIDO

20 minutos

CÓMO SE HACE

❶ Comienza con el pelo húmedo y peinado. Extiende por todo el pelo una cantidad de pasta moldeadora equivalente a una moneda, de las raíces a las puntas.

❷ Vuelve la cabeza hacia abajo. Sécate el pelo con el secador, pasando los dedos entre el cabello para crear en las raíces la forma despegada que buscas.

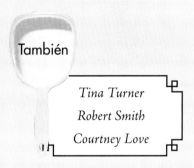

También

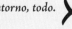

Tina Turner
Robert Smith
Courtney Love

« *Lo que la gente no entiende es que, cuando el punk comenzó, era muy inocente o no se daba cuenta de que estaba siendo observado o de que estaba siendo un fenómeno… No puedes crear de manera consciente algo que es importante. Es una combinación de química, situación, entorno, todo.* »

—Siouxsie Sioux

❸ Recupera la posición erguida de la cabeza. Mezcla en las manos unos cuantos toques de laca con una cantidad equivalente a una moneda (para cabellos por los hombros) de pasta moldeadora. Extiende la mezcla por todo el pelo en mechones de aproximadamente 3 cm, creando picos según vayas avanzando.

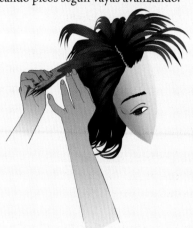

❹ Utiliza la plancha planas para alisar mechones sueltos de algo más de 1 centímetro, dejando otros con cuerpo y de punta.

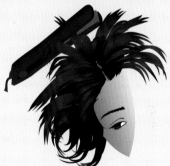

❺ Termina con una generosa aplicación de *spray* fijador.

MARY PICKFORD (1892-1979)

CABELLO

Apodada en Estados Unidos «la novia de América», Mary Pickford fue una estrella del cine mudo: solo en 1920 actuó en más de 80 películas. Durante mucho tiempo sería conocida como la mujer más famosa de América. La actriz se ganó su apodo interpretando papeles de personajes dulces y sumisos, con su cándido aire de inocencia. (El apodo sería más tarde utilizado en la prensa como expresión para referirse a las actrices con más éxito en taquilla, como Meg Ryan, Julia Roberts y Jennifer Aniston.) Una parte importante de su menuda y atractiva figura era el cabello, que la actriz llevaba peinado en forma de largos tirabuzones que caían en cascada y que, en parte, eran mechones que compraba en una casa de citas.

Pero si en el cine proyectaba esa imagen de dulzura e inocencia, fuera de la pantalla era una diestra mujer de negocios. Peleó con los estudios de cine por una participación económica en sus proyectos creativos y llegó a ser la actriz mejor pagada de su tiempo. Dirigió además varias películas, una insólita proeza para una mujer en los años 20. Uno de sus mayores logros fue la cofundación (junto con el actor Charles Chaplin) de la compañía United Artists Production, en un momento en el que los actores ni tan siquiera se planteaban poner un pie en los negocios. Cofundó asimismo la Academy of Motion Picture Arts and Sciences (la organización encargada de los Oscar).

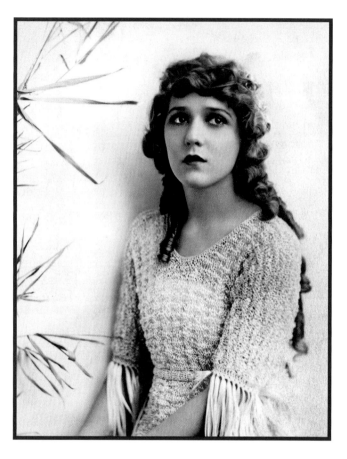

Charles Chaplin dijo en una ocasión que Mary Pickford tenía la mejor cabeza del mundo del cine para los negocios. Esto, sumado a una de las mejores cabezas en lo que a cabello se refiere, la convirtieron en un personaje difícil de superar.

Mary Pickford esencial

- *Pollyanna* (**El ruiseñor del pueblo**) (**película, 1920**)
- *Pickford: The Woman who Made Hollywood* (**biografía, 2007**)

« *Me vi forzada a vivir muy por encima de mi edad cuando era solo una niña, y ahora he invertido el orden y tengo intención de ser joven indefinidamente.* »

—Mary Pickford

TIRABUZONES

FUNCIONAN MEJOR EN
Cabellos largos, lisos, alisados u ondulados

ELEMENTOS NECESARIOS
- Secador de pelo
- Spray protector térmico o laca de fijación media
- Rizador de barra estrecha
- Pinzas de metal de tamaño mediano
- Laca de fijación media
- *Spray* de acabado (opcional)
- Serum abrillantador (opcional, v. Consejo de profesional)

TIEMPO REQUERIDO
30 minutos

CÓMO SE HACE
❶ Comienza con el pelo mojado y peinado. Vuelve la cabeza hacia abajo y sécate el pelo con el secador a una temperatura media/alta, pasando los dedos por el cabello, de las raíces a las puntas. Este gesto dejará intactas las ondas naturales.

❷ Toma un mechón de aproximadamente 3 cm y rocíalo con el *spray* protector térmico o el fijador. Sostén el rizador verticalmente y fija el mechón. Para enrollar el mechón alrededor del rizador, gira el aparato en el sentido opuesto a las manecillas del reloj, enrollando cada capa de pelo sobre la anterior, de manera que cubras

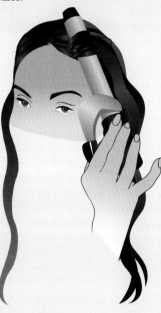

una pequeña parte de la barra del rizador, en lugar de la barra entera.

❸ Suelta el mechón de pelo y fija el tirabuzón a la cabeza con una pinza, dejando libre la punta del tirabuzón. De esta manera el rizo se secará conservando la forma de espiral. Repite los pasos 2 y 3 por toda la cabeza.

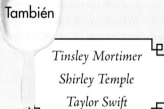

❹ Aplícate una ligera capa de laca por todo el cabello.

❺ Retira las pinzas, dejando que los rizos caigan de forma natural (no te peines ni pases los dedos entre los rizos).

❻ Termina con una ligera aplicación de laca y/o *spray* de acabado.

También

Tinsley Mortimer
Shirley Temple
Taylor Swift

Consejo de profesional

Para dar a tus rizos un aspecto suelto y con movimiento, vuelve la cabeza hacia abajo y aplícate por todo el cabello una cantidad equivalente a una moneda de serum y separa los rizos con los dedos. Después, recupera de nuevo la posición erguida de la cabeza y usa los dedos para recomponer el look.

NAOMI CAMPBELL (1970-)

CABELLO

La supermodelo inglesa Naomi Campbell lleva desfilando en pasarelas más de tres décadas. Fue la primera mujer de color en aparecer en la portada de las revistas *Vogue Paris* y *TIME* y, junto con Cindy Crawford (véase pág. 66), Linda Evangelista, Christy Turlington y Claudia Schiffer, fue también una de las primeras modelos en convertirse en celebridad mediática y personaje famoso. Y ha seguido impresionando al público como modelo cumplidos ya los cuarenta años.

Aunque su trabajo la ha obligado a cambiar de peinado, maquillaje y vestuario a un ritmo endiablado, la modelo lleva el pelo largo y alisado como estilo personal desde los años 90. Pero dado que su cabello natural es de rizo muy compacto, como el de la mayoría de las mujeres afroamericanas, el suyo es un *look* bastante laborioso. Para lucir un cabello tan largo y tan liso, las mujeres con el pelo muy rizado deben someterse a costosos y largos tratamientos, como son la aplicación de acondicionador, el alisado y el uso de extensiones. Pero, a pesar del esfuerzo necesario para conseguir el *look*, el cabello liso de Naomi Campbell ha inspirado a imitadores de todos los grupos étnicos y, además, ha sido una bendición para la industria de las extensiones y los postizos en todo el mundo.

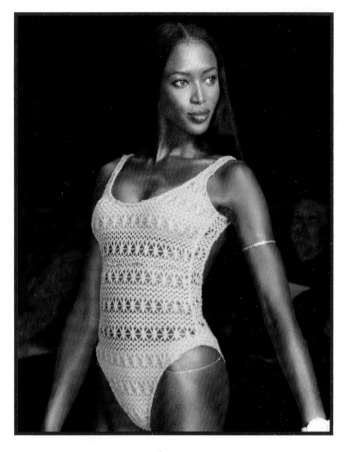

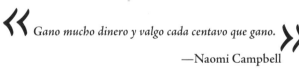

« *Gano mucho dinero y valgo cada centavo que gano.* »

—Naomi Campbell

Naomi Campbell esencial

- «*Freedom! 90*» (vídeo musical de George Michael, 1990)
- «*In the Closet*» (vídeo musical de Michael Jackson, 1992)
- *Unzipped* (película, 1995)
- *Girl 6* (película, 1996)
- *Naomi* (autobiografía, 2001)

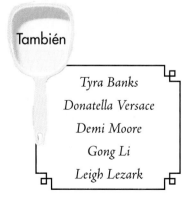

También

Tyra Banks
Donatella Versace
Demi Moore
Gong Li
Leigh Lezark

CABELLO ULTRALISO

FUNCIONA MEJOR EN
Cabellos largos de todas las texturas

ELEMENTOS NECESARIOS
- *Serum* antiencrespamiento
- Secador de pelo con accesori en forma de peine (para el pelo muy rizado) o secador de pelo y cepillo redondo o de cerdas naturales (para otros tipos de cabello)
- Plancha (que caliente a 200 ºC)
- *Spray* antihumedad

TIEMPO REQUERIDO
10-20 minutos, dependiendo del grosor de tu pelo

CÓMO SE HACE
❶ Empieza con el pelo mojado y peinado. Sécatelo con una toalla. Aplícate por todo el cabello una cantidad de *serum* antiencrespamiento equivalente a una moneda.

❷ Sécate el pelo con el secador en posición de calor medio/alto. Para cabellos de rizo apretado, sujeta el secador por la boquilla y pasa el accesorio en forma de peine por todo el cabello mientras lo secas, comenzando en las raíces y prosiguiendo hasta las puntas. Para cabellos alisados u otro tipo de cabellos, haz lo mismo, pero utiliza un cepillo de cerdas naturales o redondo, en lugar del accesorio en forma de peine del secador. Cuando termines, tu cabello debe tener un aspecto suave.

❸ Con la plancha, toma mechones de algo más de 1 cm de pelo. Comenzando a la altura de la raíz del pelo, toma un mechón entre las palas de la plancha y desliza la plancha rápidamente hasta las puntas. Debe ser un movimiento rápido y continuo. No mantengas la plancha quieta en un punto durante el proceso, o te quemarás el pelo. Pasa dos veces consecutivas la plancha por cada mechón, hasta que hayas alisado todo el cabello.

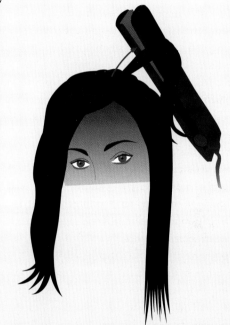

❹ Termina con una ligera aplicación de *spray* antihumedad.

Consejo de profesional

Para conseguir este look, y muchos otros, las chicas con el cabello muy rizado pueden simplificar la tarea alisándose el pelo con un producto químico. Se trata de un procedimiento difícil, que conviene que lo haga siempre por un profesional. Si no se aplican correctamente, los productos químicos para el alisado pueden quemar el cuero cabelludo y provocar pérdida del cabello (incluso Naomi Campbell ha sufrido tales consecuencias: ¡en 2010 fue fotografiada con calvas en su cuero cabelludo!). Asegúrate de que en la peluquería a la que acudes se utiliza un producto de alisado con hidróxido sódico, pues otras fórmulas contienen hidróxido cálcico, que puede dar lugar a depósitos de calcio, pelo quebradizo y rotura del cabello. Además, tras el procedimiento de alisado del cabello, tu estilista debe aplicarte un tratamiento acondicionador y reestructurante en profundidad.

GRACE KELLY (1929-1982)

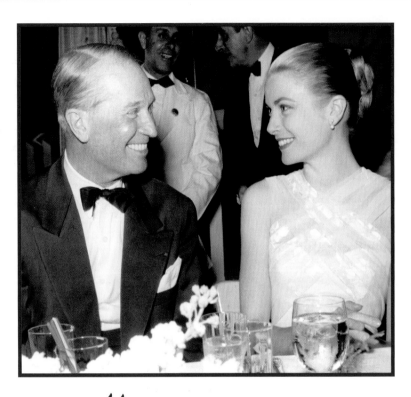

Grace Kelly se hizo famosa en los llamados «fabulosos años cincuenta» de Estados Unidos por sus interpretaciones en clásicos de cine con un elegante vestuario, como *To Catch a Thief* (*Atrapa a un ladrón*, 1955), *High Noon* (*Solo ante el peligro*,1952) y *Dial M for Murder* (*Crimen perfecto*, 1954). No importaba el papel que interpretara: la correcta y delicada actriz siempre hacía honor a su nombre. Se deslizaba por la pantalla con preciosos vestidos e interpretaba sus papeles con controlada desenvoltura. A lo largo de su breve carrera como actriz, de apenas seis años, se hizo merecedora de un Oscar, dos Globos de Oro y un lugar en los corazones de los estadounidenses como elegante diosa de la gran pantalla, en una época en la que muchas mujeres se abrían camino en el mundo del cine como llamativas *sex symbols*.

« *No quiero que una película sea solamente mi rostro.* »

—Grace Kelly

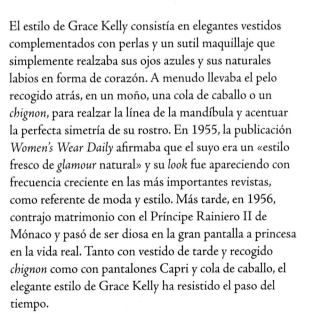

CABELLO

El estilo de Grace Kelly consistía en elegantes vestidos complementados con perlas y un sutil maquillaje que simplemente realzaba sus ojos azules y sus naturales labios en forma de corazón. A menudo llevaba el pelo recogido atrás, en un moño, una cola de caballo o un *chignon*, para realzar la línea de la mandíbula y acentuar la perfecta simetría de su rostro. En 1955, la publicación *Women's Wear Daily* afirmaba que el suyo era un «estilo fresco de *glamour* natural» y su *look* fue apareciendo con frecuencia creciente en las más importantes revistas, como referente de moda y estilo. Más tarde, en 1956, contrajo matrimonio con el Príncipe Rainiero II de Mónaco y pasó de ser diosa en la gran pantalla a princesa en la vida real. Tanto con vestido de tarde y recogido *chignon* como con pantalones Capri y cola de caballo, el elegante estilo de Grace Kelly ha resistido el paso del tiempo.

Grace Kelly esencial

- *Rear Window* (**La ventana indiscreta**) (película, 1954)
- *To Catch a Tief* (**Atrapa a un ladrón**) (película, 1955)
- *High Society* (**Alta Sociedad**) (película, 1956)
- *Grace Kelly: The American Princess* (documental, 1987)
- *Grace Kelly Srtyle: Fashion for Hollywood's Princess* (guía de estilo, 2010)

CHIGNON LISO

FUNCIONA MEJOR EN
Cabellos por los hombros, lisos, alisados u ondulados

ELEMENTOS NECESARIOS
- *Mousse* voluminizador
- Secador de pelo
- Cepillo redondo
- Cepillo plano, preferiblemente de cerdas de jabalí
- Gomina o crema para el peinado
- Horquillas (a tono con tu color de pelo)
- Laca de fijación suave

TIEMPO REQUERIDO
15-20 minutos

CÓMO SE HACE
1. Sécate el pelo con una toalla y péinalo. Aplica el *mousse* en las raíces para aportar volumen a tu cabello.
2. Con el cepillo redondo, sécate el pelo a temperatura media/alta hasta que esté completamente seco, separando el cepillo de las raíces al secar. Esto suavizará el pelo y evitará el encrespamiento.
3. Pásate por el pelo el cepillo plano.
4. Pon en las palmas de tus manos una cantidad de crema para el peinado equivalente a una moneda y frótatelas. Después aplícate la crema en el pelo, de las raíces a las puntas.
5. Tira del pelo hacia atrás en dirección a la nuca, acariciándolo por toda la cabeza para evitar puntas sueltas, retuerce después el pelo hacia arriba en dirección a la coronilla, en el sentido de las agujas del reloj, e incorpora al giro los pelos rebeldes según vayas avanzando.

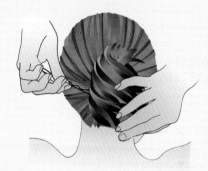

6. Ve asegurando el pelo retorcido con horquillas: introdúcelas en ángulo hacia abajo por el borde del pelo retorcido y empújalas a través del pelo, de manera que queden ocultas y pegadas al cuero cabelludo

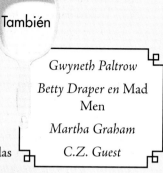

También

Gwyneth Paltrow
Betty Draper en Mad Men
Martha Graham
C.Z. Guest

7. Toma la punta de pelo libre y remétela por el espacio entre el cuero cabelludo y el pelo retorcido que queda debajo. Fíjala con horquillas.

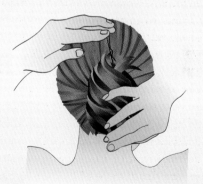

8. Termina con una ligera aplicación de laca.

ÍNDICE

Los números de página en rosa indican fotografías.

SOBRE LA AUTORA

Erika Stalder reside en California y ha escrito cuatro libros para adolescentes, entre ellos *Fashion 101: A Crash Course in Clothing* e *In The Driver's Seat: A Girl's Guide To Her First Car*. Escribe una columna semanal *online* de consejos orientada a adolescentes y también para la serie familiar de éxito de la ABC estadounidense *The Secret of The American Teenager* (Vida secreta de una adolescente) y ha colaborado en distintas revistas, como *Planet* y *Wired*. Visita su página web en erikastalder.com si deseas saber más sobre la vida adolescente en lo que respecta a salir y al mundo d ela moda y la belleza.

AGRADECIMIENTOS DE LA AUTORA

Muchísimas gracias a todos los colaboradores de *El look de las estrellas*, incluidas las ayudantes de investigación Megan Fischer-Prins y Ann Edwards, la artista de maquillaje Cameron Cohen y el estilista de peluquería Christopher Fulton. Gracias también a Tanya Napier, a Nikki Roddy, a mi infatigable editora Karen Macklin y a todo el equipo de Zest Books.

Estoy gradecida a todas aquellas personas que respondieron a mis consultas sobre cultura pop, aportaron ideas e instructivas sugerencias, prestaron su apoyo profesional y moral y me pusieron en contacto con expertos en belleza de celebridades para hacer posible este libro, concretamente a: Jeffey Baumgardner, Deborah Brosseau, Tara Green, Beth Kita, Diane Kwan, Melissa Miller, Coutney Macavinta, Eleni Nicholas, Steve-O Pavlopoulos, Rachel Shaw, Jo Stalder, Lindsay Zawid y a mis fans y amigos en Facebook.

Y a Brian Lee: gracias por hacerme feliz cada día.

SOBRE LOS ESTILISTAS

Cameron Cohen es artista de maquillaje y estilista de cejas en Chroma Makeup Studio, en Beverly Hills. Ha trabajado asimismo con firmas de maquillaje como Bobbi Brown Cosmetics y T. Le Clerc Cosmetics y ha maquillado a artistas como Miley Cyrus, Robin Williams, Hayden Panettiere, Ashton Kutcher y Amanda Bynes.

Christopher Fulton es maquillador y estilista de peluquería de reconocida fama y reside en Nueva York. Ha trabajado con innumerables celebridades, entre ellas Usher, Kelly Rowland, Hayden Panettiere, Kim Cattralkl y Jessica Alba. Sus trabajos han sido publicados en *Marie Claire*, *Vogue*, Essence.com, *Access Hollywood* y *Vh1*.

SOBRE LA ILUSTRADORA

Ana Carolina Pesce, brasileña, es diseñadora gráfica y artista y reside en San Francisco. Es graduada en Diseño Gráfico por la Universidad SENAC de Sao Paulo y cuenta con una dilatada experiencia profesional en ilustración, diagramación y diseño de portadas para distintas publicaciones.